Le Régime Galveston : Dites adieu aux tracas de la ménopause en 21 jours

D1728769

Marie-Claire Cohen

DISCLAIMER

Ce livre est fourni à titre informatif uniquement et ne remplace pas les conseils médicaux professionnels. Avant d'entreprendre ce régime ou de modifier votre alimentation ou votre style de vie, consultez un professionnel de santé. L'auteur n'est pas responsable des effets indésirables ou des conséquences résultant de l'utilisation des informations contenues dans ce livre. Les pratiques de santé et de nutrition évoluant, l'exactitude des informations ne peut être garantie.

SOMMAIRE

3

Introduction

Une Nouvelle Approche pour la Santé et le Bien-être

Le régime Galveston est bien plus qu'une simple stratégie de perte de poids ; il représente une approche complète visant à enrichir votre vie d'une vitalité renouvelée.

Imaginé et développé par deux gynécologues expérimentées, le Dr Mary Claire Haver et le Dr Wendy Warner, ce plan de vie est ancré dans des études scientifiques sérieuses. Il vous offre une manière originale et avérée pour non seulement maigrir, mais aussi pour retrouver un équilibre hormonal bénéfique et promouvoir un avenir plus long et sain.

Les Drs Haver et Warner sont des spécialistes en gynécologie et obstétrique qui se sont passionnées pour l'amélioration de la santé féminine. Lassées par les méthodes conventionnelles souvent peu fructueuses et parfois risquées pour résoudre les problèmes de poids et les déséquilibres hormonaux liés à la ménopause, elles ont pris l'initiative de créer une alternative fondée sur la preuve scientifique.

Le fruit de leur travail est le régime Galveston, un système holistique qui vise les racines mêmes des enjeux de santé et qui offre des remèdes à long terme pour une meilleure qualité de vie.

Les Principes Clés : Le Jeûne Intermittent et l'Alimentation Cétogène

Le régime Galveston s'appuie sur deux concepts clés :

Le jeûne intermittent : C'est une méthode qui alterne des moments sans manger avec des périodes où l'on mange normalement.

L'alimentation cétogène : C'est un style alimentaire qui privilégie les graisses et limite les glucides, ce qui amène le corps à puiser dans ses réserves de graisse pour obtenir de l'énergie.

Ces deux méthodes combinées permettent au régime Galveston d'offrir plusieurs avantages :

-**Encourager une perte de poids** ciblée et la diminution de la graisse du ventre.

-**Équilibrer les hormones**, surtout l'insuline et le cortisol, pour une meilleure santé métabolique et moins de soucis liés à la ménopause.

-**Diminuer l'inflammation** dans le corps, ce qui est crucial car elle peut être à l'origine de nombreuses maladies de longue durée.

-**Améliorer la fonction du cerveau** et la clarté mentale.

-**Booster l'énergie** et le bien-être général.

Pour qui est ce régime ?

Bien que conçu à l'origine pour les femmes en période de ménopause, les bienfaits du régime Galveston vont bien au-delà. Ce programme est adapté à toute personne désirant :

-**Perdre du poids** de façon saine et tenir sur le long terme.

-**Mieux gérer sa santé hormonale** et se sentir globalement mieux dans sa peau.

-**Diminuer** les risques de développer des **maladies chroniques.**

-Adopter **un style de vie plus équilibré** et actif.

Le régime Galveston brille par sa facilité d'application, son efficacité prouvée et sa capacité à s'adapter à différents modes de vie. C'est une solution accessible pour tous, peu importe l'âge, le genre ou le niveau d'activité.

Dans les chapitres à venir, nous allons détailler les bases du régime Galveston, ses atouts pour la santé, et comment l'adopter de manière sûre et efficace.

Les fondements du régime et son Impact sur la Perte de Poids, la Santé Hormonale et le Bien-être Général

Quand nous arrivons à la ménopause, vers 45 ans ou plus, notre corps change de manière significative. C'est tout à fait naturel. L'une des choses qui se passent, c'est que les hormones comme l'estrogène et la progestérone, qui ont beaucoup joué dans notre corps toute notre vie, diminuent. Ces hormones ont un rôle crucial dans la gestion de notre poids, de notre muscle et de la façon dont notre corps stocke la graisse. Avec la ménopause, il est fréquent de prendre quelques kilos, surtout autour du ventre, et on peut se sentir moins bien dans sa peau.

Le régime Galveston a été pensé pour nous aider spécifiquement pendant cette période de la vie. Il s'appuie sur des idées bien étudiées par la science pour aider à perdre du poids et se sentir mieux.

Faire des pauses dans notre alimentation avec le jeûne intermittent

Le jeûne intermittent, ça veut dire simplement manger pendant certaines heures et s'abstenir pendant d'autres. Ce n'est pas juste pour manger moins, c'est aussi parce que ça aide notre corps à mieux gérer nos hormones. Quand on ne mange pas pendant un moment, notre taux d'insuline baisse et notre corps commence à brûler des graisses pour avoir de l'énergie. C'est bon pour contrôler notre poids et cela aide aussi à prévenir le diabète, qui peut être un souci plus fréquent après la ménopause.
Le jeûne peut aussi augmenter une hormone qui s'appelle l'hormone de croissance. Elle est super pour garder nos muscles forts et notre métabolisme actif, ce qui peut devenir plus difficile avec l'âge.

Choisir des graisses et réduire les glucides avec l'alimentation cétogène

Le régime Galveston utilise aussi ce qu'on appelle une alimentation cétogène. Cela signifie manger plus de bonnes graisses et moins de sucre et de glucides. Ainsi, notre corps se met à utiliser la graisse qu'il a en réserve pour avoir de l'énergie. Pour nous, femmes ménopausées, ça peut vraiment aider à perdre cette graisse tenace autour du ventre.

Manger un peu moins avec la restriction calorique

Manger un peu moins que d'habitude, sans se priver de ce dont notre corps a besoin, peut aussi avoir des avantages. Ça a été lié à une meilleure santé du cœur et à moins de risques de maladies quand on vieillit. Pendant la ménopause, cela peut aider à garder un poids stable et à se sentir en meilleure forme.

En résumé

Le régime Galveston combine ces trois approches : faire des pauses dans notre alimentation, choisir des graisses saines et limiter les glucides et les sucreries, tout en

11

faisant attention à ne pas manger plus que ce dont notre corps a besoin. C'est une stratégie bien pensée qui peut nous aider à combattre les kilos en trop de la ménopause, à retrouver un équilibre hormonal et à se sentir pleine d'énergie.

C'est un peu comme redonner un coup de jeune à notre corps et à notre esprit. Mais, comme toujours, il est sage de parler à un médecin ou à un professionnel de la santé avant de commencer un nouveau régime pour s'assurer qu'il nous convient

Les avantages spécifiques du régime pour les femmes ménopausées et les différents dérèglements hormonaux

Pour comprendre pleinement les avantages du régime Galveston, surtout pour les femmes qui traversent la période de la ménopause, il est essentiel de reconnaître les défis uniques auxquels elles sont confrontées. C'est une transition naturelle, certes, mais qui apporte son lot de changements physiques et émotionnels. La ménopause est marquée par l'arrêt des menstruations et la fin de la fertilité. Elle est accompagnée d'une série de symptômes hormonaux dus à la diminution des hormones, principalement l'œstrogène et la progestérone.

Voici les symptômes hormonaux les plus courants chez les femmes en ménopause :

-**Bouffées de chaleur et suées nocturnes** : Sensations soudaines de chaleur intense dans le haut du corps, souvent suivies de transpiration et parfois de frissons.

-**Troubles du sommeil** : Difficulté à s'endormir, réveils nocturnes fréquents ou sommeil léger et non réparateur.

-**Irrégularités menstruelles** : Avant la ménopause, les menstruations peuvent devenir irrégulières en fréquence et en intensité.

-**Sécheresse vaginale** : Diminution de la lubrification naturelle du vagin, pouvant entraîner des inconforts, en particulier lors des rapports sexuels.

-**Modification de la libido** : Changements dans le désir sexuel, souvent une baisse de la libido.

-**Variations de l'humeur** : Sautes d'humeur, irritabilité, ou dépression légère peuvent se manifester.

-**Diminution de la densité osseuse** : Les faibles niveaux d'œstrogène peuvent conduire à l'ostéoporose, augmentant le risque de fractures.

-**Changements de poids** : La ménopause peut entraîner une prise de poids ou une redistribution des graisses corporelles, souvent autour de l'abdomen.

-**Peau plus fine et sèche** : La peau peut perdre de son élasticité et de sa fermeté.

-**Diminution de la masse musculaire** : Perte de tonus et de force musculaire.

-**Problèmes urinaires et incontinence** : Augmentation de la fréquence des envies d'uriner ou incontinence urinaire à l'effort.

Ces symptômes varient grandement d'une femme à l'autre en termes d'intensité et de durée. Ils peuvent commencer durant la périménopause, la période qui précède la ménopause, et se poursuivre pendant la post-ménopause

Le régime Galveston s'attache à adresser ces changements de front, en proposant des solutions alimentaires et de style de vie qui peuvent non seulement alléger les symptômes de la ménopause mais également inaugurer une phase de vie saine et épanouissante.

Il est structuré pour combattre ces symptômes en favorisant une alimentation qui soutient l'équilibre hormonal.
Le jeûne intermittent, par exemple, n'est pas seulement bénéfique pour la perte de poids, il aide également à réguler les hormones telles que l'insuline, qui lorsqu'elle est déséquilibrée, peut entraîner un gain de poids et une résistance à l'insuline. En maîtrisant les niveaux d'insuline, les femmes peuvent non seulement gérer leur poids plus efficacement, mais également réduire le risque de développer des problèmes de santé liés à la résistance à l'insuline, tels que le diabète de type 2.

L'alimentation cétogène, riche en graisses saines et pauvre en glucides, peut aider à réduire l'inflammation – un facteur clé de nombreuses affections liées à l'âge, y compris les maladies cardiaques et le diabète. De plus, en puisant dans les réserves de graisse pour l'énergie, les femmes peuvent s'attaquer au gras tenace qui a tendance à s'accumuler pendant cette période de leur vie.

Élargissement à d'autres groupes

Bien que le régime Galveston soit particulièrement avantageux pour les femmes ménopausées, ses principes peuvent bénéficier à une vaste gamme d'individus. Pour ceux qui cherchent à perdre du poids, ce régime offre une méthode qui ne se limite pas à compter les calories, mais qui rééquilibre le métabolisme pour une perte de poids durable.

Pour les personnes souffrant de déséquilibres hormonaux, même en dehors de la ménopause, le régime peut aider à rétablir un équilibre grâce à son approche sur l'insuline et le cortisol.

Pour ceux qui veulent prévenir les maladies chroniques, suivre les principes du régime peut être préventif grâce à sa capacité à diminuer l'inflammation et à améliorer les marqueurs de la santé cardiaque et métabolique.

Pour les individus qui recherchent une meilleure santé mentale et cognitive, la cétose induite par l'alimentation cétogène a été associée à une meilleure fonction cérébrale et à une réduction des symptômes de maladies neurodégénératives.

Pour les personnes actives et les sportifs, l'augmentation de l'énergie et la meilleure utilisation des graisses comme carburant peuvent améliorer les performances et la récupération après l'exercice.

En Résumé

Le régime Galveston n'est pas qu'une solution ponctuelle ou un plan de perte de poids rapide. C'est un changement de style de vie conçu pour améliorer la santé globale, la vitalité et le bien-être à long terme. Il offre des stratégies spécifiques pour surmonter les défis de la ménopause et peut être adapté pour répondre aux besoins d'un large éventail de personnes, quels que soient leurs objectifs de santé.

Chapitre 1 : Comprendre le régime Galveston

Les aliments à privilégier

Dans le cadre du régime Galveston, mettre l'accent sur une sélection précise d'aliments est crucial. Ces choix alimentaires ne sont pas seulement pensés pour perdre du poids, mais aussi pour nourrir le corps de manière optimale, soutenir l'équilibre hormonal et renforcer la santé globale. Alors, examinons de plus près pourquoi les légumes, fruits, poissons gras, œufs, noix et graines sont des stars dans ce régime.

Légumes : Ils sont la base de tout régime sain, et c'est particulièrement vrai ici. Riches en fibres, ils aident à vous sentir rassasié plus longtemps, tout en fournissant un minimum de calories. Les légumes sont aussi bourrés de vitamines et de minéraux essentiels qui soutiennent tous les processus de l'organisme, y compris ceux qui régulent votre métabolisme et votre humeur. Des légumes verts à feuilles aux crucifères comme le brocoli et le chou-fleur, ils jouent un rôle clé dans la prévention des inflammations, souvent exacerbées pendant la ménopause.

Fruits : Bien qu'ils soient plus sucrés, les fruits apportent une douceur naturelle qui peut satisfaire les envies de sucre sans les inconvénients des sucres ajoutés. Ils fournissent une grande variété d'antioxydants, qui combattent les dommages des radicaux libres, responsables du vieillissement cellulaire et de nombreuses maladies.

Poissons gras : Sources riches en acides gras oméga-3, les poissons comme le saumon, le maquereau et les sardines sont des alliés pour le cœur et le cerveau. Les oméga-3 sont connus pour leur effet anti-inflammatoire et peuvent aider à réguler les niveaux de cholestérol. De plus, ils soutiennent la santé cognitive, ce qui est crucial à mesure que nous vieillissons.

Œufs : Ils sont une source complète de protéines, ce qui signifie qu'ils contiennent tous les acides aminés essentiels dont votre corps a besoin pour se réparer et se maintenir. Les protéines sont particulièrement importantes pour prévenir la perte de masse musculaire, un problème courant pendant et après la ménopause. Les œufs sont également une bonne source de vitamines B, essentielles pour l'énergie et le fonctionnement du cerveau.

Noix et graines : Ces petites puissances nutritionnelles sont remplies de bonnes graisses, de protéines et de fibres. Les noix et les graines peuvent aider à contrôler le poids en augmentant la satiété, et les graisses saines qu'elles contiennent sont bénéfiques pour le cœur et le cerveau. En outre, elles sont souvent riches en minéraux tels que le magnésium et le zinc, qui sont importants pour la santé osseuse et le système immunitaire.

En incluant ces aliments dans votre régime quotidien, vous offrez à votre corps une variété de nutriments bénéfiques qui peuvent vous aider à naviguer dans les eaux parfois turbulentes de la ménopause. Les légumes et les fruits maintiennent votre digestion en bonne santé et vos cellules bien nourries, les poissons gras protègent votre cœur, les œufs soutiennent vos muscles et votre cerveau, et les noix et graines renforcent votre cœur et vos os tout en vous gardant rassasié et satisfait.

Le régime Galveston n'est pas seulement sur ce que vous enlevez de votre alimentation, mais aussi sur ce que vous y ajoutez. Choisir des aliments nourrissants et satisfaisants vous permet de créer une relation saine avec la nourriture, où chaque repas est une occasion de prendre soin de vous.

Les aliments à éviter

Dans le cadre du régime Galveston, il est tout aussi important de savoir quels aliments éviter que ceux à privilégier. Les aliments interdits ne sont pas seulement ceux qui font grimper le compteur de calories, mais ceux qui peuvent aussi déséquilibrer les hormones et saper votre énergie. Voici pourquoi certains aliments devraient rester hors de votre assiette.

Sucre ajouté : Le sucre est souvent caché dans de nombreux produits sous différents noms, et sa consommation excessive peut entraîner des pics de glycémie. Cela peut non seulement saboter vos efforts de perte de poids en créant des fringales mais aussi conduire à une résistance à l'insuline, un pas de plus vers le diabète. Au lieu de cela, choisissez des aliments qui contiennent des sucres naturels, comme les fruits, qui offrent également des fibres, des vitamines et des minéraux essentiels.

Céréales raffinées : Pain blanc, pâtes, et autres aliments à base de farine blanche subissent une transformation qui retire leurs nutriments et fibres. Ils agissent presque comme le sucre dans votre corps, provoquant des augmentations rapides de votre taux de sucre sanguin suivies d'une chute tout aussi rapide, vous laissant fatigué et affamé. Les grains entiers, en comparaison, sont digérés plus lentement et vous aident à vous sentir rassasié plus longtemps.

Produits transformés : Souvent, les produits transformés sont remplis de conservateurs, de colorants et d'arômes artificiels, et de quantités inutiles de sucre et de sel. Ces aliments ne nourrissent pas vraiment votre corps et peuvent contenir des trans-fats ou des graisses hydrogénées, qui sont mauvaises pour votre cœur. Misez sur des aliments complets et frais, qui sont plus proches de leur état naturel et emballés avec des nutriments.

Huiles végétales : Certaines huiles végétales comme le soja, le maïs ou le tournesol, sont riches en acides gras oméga-6, qui, en grande quantité, peuvent contribuer à l'inflammation dans le corps. L'inflammation chronique est un facteur de risque pour de nombreuses maladies, y compris les maladies cardiaques et certains cancers. Préférez des huiles plus saines comme l'huile d'olive ou de noix de coco, qui ont un meilleur équilibre des acides gras et sont bénéfiques pour la santé.

En évitant ces aliments et en privilégiant les options plus saines, vous pourrez suivre plus facilement le régime Galveston et vous rapprocher de vos objectifs de santé. Vous vous sentirez non seulement mieux, mais vous pourrez également améliorer votre santé à long terme.

Les différents types de jeûne intermittent et comment choisir celui qui vous convient

Dans le monde du régime Galveston, le jeûne intermittent est comme la garde-robe de base : il y a plusieurs "styles" parmi lesquels choisir, et le mieux est celui qui s'adapte parfaitement à votre quotidien et à vos objectifs. Le jeûne intermittent n'est pas un régime à proprement parler, mais plutôt une manière de programmer vos repas pour que votre corps puisse profiter de pauses digestives. Pendant ces pauses, votre corps a l'occasion de se concentrer sur la réparation et la régénération plutôt que sur la digestion constante. Voyons voir quel style pourrait être votre coup de cœur.

Le jeûne 16/8 : C'est le "jeans et t-shirt" du jeûne intermittent - simple et populaire. Vous jeûnez pendant 16 heures et mangez pendant une fenêtre de 8 heures. Par exemple, vous pourriez prendre votre premier repas à midi et votre dernier repas à 20h. Cette méthode est appréciée pour sa simplicité et sa facilité d'intégration dans la vie quotidienne.

Le jeûne 5:2 : Cette méthode est un peu comme une "robe de soirée" que vous ne mettez que deux jours par semaine. Pendant cinq jours, vous mangez normalement, et pendant deux jours non consécutifs, vous limitez votre apport calorique à environ 500-600 calories. C'est un bon choix si vous préférez des restrictions plus claires à certains moments, tout en ayant la liberté de manger plus librement le reste du temps.

Le jeûne Eat-Stop-Eat : Imaginez ceci comme un "costume élégant" que vous sortiriez occasionnellement. Une ou deux fois par semaine, vous ne mangez rien du tout du dîner d'un jour jusqu'au dîner du lendemain, pour un jeûne complet de 24 heures. C'est une approche plus avancée et elle peut être efficace si vous cherchez à booster votre perte de poids ou à améliorer votre discipline alimentaire.

Le jeûne alterné : Un peu comme un "ensemble mix-and-match" où les jours de jeûne et les jours de repas normaux se succèdent. Vous pourriez choisir de manger normalement un jour, puis de limiter fortement votre apport calorique le lendemain, et ainsi de suite. C'est une option flexible qui peut s'adapter à un style de vie actif.

Le jeûne spontané : Enfin, c'est le "look décontracté" du jeûne. Vous jeûnez lorsque cela vous convient, peut-être en sautant des repas de temps en temps lorsque vous n'avez pas faim ou lorsque vous êtes trop occupé pour manger. C'est le choix le plus flexible et le plus facile à adapter à un emploi du temps imprévisible.

Pour savoir quel type de jeûne intermittent est fait pour vous, considérez votre emploi du temps, votre style de vie et comment vous réagissez à des périodes sans manger. Certains trouvent que jeûner le matin est facile car ils ne ressentent pas la faim au réveil, tandis que d'autres préfèrent profiter d'un dîner en famille et choisissent donc de jeûner en soirée.

Écoutez votre corps, et n'ayez pas peur de tester différentes méthodes pour voir laquelle vous convient le mieux. Avec le jeûne intermittent, la clé est la cohérence et la capacité de s'y tenir sur le long terme. Et comme pour toute modification de votre régime alimentaire, il est sage de consulter un professionnel de la santé avant de commencer, surtout si vous avez des préoccupations médicales particulières.

Chapitre 2 : Mettre en pratique le régime Galveston

Démarrer le régime en douceur et adapter progressivement votre alimentation

Pour amorcer le régime Galveston en douceur et adapter progressivement votre alimentation, il est primordial de commencer par de petites étapes qui vous mèneront à de grands changements. Comme apprendre une nouvelle langue ou jouer d'un instrument, la transition vers une nouvelle façon de manger demande patience et pratique. Voici un chemin doux et progressif pour intégrer les principes du régime Galveston dans votre vie quotidienne.

Étape 1 : **Comprendre le régime**

Avant de faire des changements, il est crucial de comprendre ce que vous allez faire. Prenez le temps de lire sur le régime Galveston, ses fondements, et ce que vous pouvez attendre de cette nouvelle aventure alimentaire. Apprenez pourquoi certains aliments sont encouragés et d'autres évités, et comment cela va bénéficier à votre corps et à votre bien-être.

Étape 2 : Établissez votre propre rythme
Rien ne sert de se précipiter. Commencez par changer une habitude à la fois. Si les boissons sucrées sont votre faiblesse, remplacez-les d'abord par de l'eau citronnée ou des infusions. Une fois cette nouvelle habitude ancrée, passez à une autre, comme intégrer plus de légumes dans vos repas.

Étape 3 : Créez votre environnement de réussite

Votre environnement a un impact énorme sur votre comportement. Donc, faites de votre cuisine un lieu qui facilite votre succès. Cela peut signifier d'enlever les aliments riches en sucre et en glucides et de les remplacer par des alternatives plus saines. Faites de votre espace un endroit où les choix sains sont les plus faciles à prendre.

Étape 4 : Jouez avec les recettes

Adopter un nouveau régime alimentaire est une occasion parfaite pour expérimenter en cuisine. Recherchez des recettes qui correspondent aux principes du régime Galveston et commencez par celles qui semblent les plus appétissantes. Vous n'avez pas à cuisiner des plats compliqués tous les jours – parfois, les meilleures recettes sont les plus simples.

Étape 5 : Écoutez votre corps

Votre corps est le meilleur indicateur de ce qui fonctionne pour vous. Prenez note de comment vous vous sentez après les repas – plus énergique, satisfait, ou peut-être ballonné ou fatigué ? Ces signaux vous aideront à affiner votre régime pour qu'il réponde au mieux à vos besoins personnels.

Étape 6 : Progressez graduellement vers le jeûne intermittent

Si l'idée de sauter des repas vous semble intimidante, commencez petit. Retardez votre petit-déjeuner d'une heure et avancez votre dîner d'une heure. Cela allongera naturellement la période de jeûne sans que cela ne semble trop radical. Progressivement, vous pouvez ajuster ces fenêtres jusqu'à trouver le rythme qui vous convient le mieux.

Étape 7 : Restez flexible et patient

La flexibilité et la patience sont vos alliées. Si un jour ne se passe pas comme prévu, ne vous découragez pas. Apprenez de cette expérience et continuez le lendemain. La patience est essentielle ; les résultats ne viendront pas du jour au lendemain, mais avec le temps et la persévérance, ils arriveront.

Étape 8 : Célébrez vos victoires

N'oubliez pas de célébrer les petites victoires que ce soit un jour de jeûne réussi ou la découverte d'une nouvelle recette délicieuse. Chaque pas dans la bonne direction mérite reconnaissance et célébration.

En démarrant le régime Galveston lentement et en adaptant progressivement votre alimentation, vous favorisez une transition réussie vers de meilleures habitudes alimentaires et un mode de vie plus sain. Vous verrez que chaque petit pas fera une grande différence dans votre parcours vers le bien-être.

Conseils pour gérer la faim et la fatigue pendant le jeûne

Lorsque vous démarrez avec le jeûne intermittent, il est normal de ressentir parfois la faim et la fatigue, surtout au début. Votre corps s'habitue à un nouveau programme alimentaire. Voici quelques conseils simples pour vous aider à gérer ces sensations et à rendre le jeûne plus agréable :

Buvez de l'eau : Parfois, le corps confond la soif avec la faim. Assurez-vous de rester bien hydraté tout au long de la journée. L'eau peut aussi aider à remplir l'estomac et à réduire la sensation de faim.

Prenez des boissons chaudes : Un thé vert ou une tisane sans sucre peut apporter du réconfort et aider à diminuer l'envie de manger. La chaleur du liquide peut aussi donner une sensation de satiété.

Restez occupé : L'ennui peut souvent mener à manger par habitude plus que par faim réelle. Trouvez des activités qui vous tiennent à cœur et qui occupent votre esprit et vos mains pendant les périodes de jeûne. Faites des siestes si nécessaire : Si vous ressentez de la fatigue, une courte sieste de

20 à 30 minutes peut vous revigorer sans interrompre votre jeûne.

Mangez des aliments riches en fibres lors de vos repas : Les fibres dans les légumes, les fruits et les grains entiers ralentissent la digestion et vous aident à vous sentir rassasié plus longtemps.

Incorporez des protéines et des graisses saines : Des aliments comme le poulet, le poisson, les œufs, l'avocat et les noix, peuvent aider à stabiliser votre taux de sucre dans le sang et réduire les fringales.

Commencez progressivement : Vous n'avez pas à plonger dans le jeûne le plus strict d'emblée. Commencez avec des périodes de jeûne plus courtes et augmentez-les progressivement.

Écoutez votre corps : Si vous ressentez une fatigue extrême ou d'autres symptômes inquiétants, il est important de réévaluer votre approche du jeûne. Il doit être bénéfique, pas une source de détresse.

Préparez-vous mentalement : Se rappeler pourquoi vous jeûnez peut aider à surmonter la faim. Gardez à l'esprit vos objectifs de santé et de bien-être.

Ajustez votre programme d'exercice : Les activités intenses peuvent augmenter la faim, donc vous pouvez opter pour des exercices plus légers comme la marche ou le yoga pendant que vous vous habituez au jeûne.

En suivant ces conseils, vous devriez pouvoir gérer plus facilement la faim et la fatigue et vous ajuster progressivement au jeûne intermittent. Il s'agit de trouver le bon équilibre pour votre corps et votre style de vie, alors donnez-vous la permission d'expérimenter et d'apprendre ce qui fonctionne le mieux pour vous.

Recettes savoureuses et faciles à préparer pour chaque phase du régime

Ah, la magie de la cuisine ! Lorsque vous suivez le régime Galveston, les recettes que vous choisissez peuvent faire toute la différence dans votre voyage vers une meilleure santé. Pour rendre chaque phase du régime à la fois délicieuse et gérable, il vous faut un arsenal de recettes qui sont non seulement nutritives mais aussi réconfortantes et satisfaisantes. Voici comment vous pouvez concocter des plats savoureux pour chaque étape du chemin.

Phase 1 : Introduction au jeûne intermittent et à l'alimentation cétogène

Smoothie vert revitalisant : Mixez de l'épinard frais, un demi-avocat, quelques baies congelées, une cuillère à soupe de graines de chia et de l'eau de coco pour un petit-déjeuner riche en nutriments qui respecte la fenêtre de jeûne.

Salade de thon cétogène : Associez du thon émietté avec de l'avocat, de la mayonnaise à base d'huile d'olive, des concombres croquants, des herbes fraîches, une touche de jus de citron et une pincée de sel pour un déjeuner léger et nourrissant.

Phase 2 : Approfondissement des pratiques de jeûne intermittent et d'alimentation cétogène

Omelette riche en protéines : Battez quelques œufs et ajoutez-y des épinards, des champignons et un peu de fromage à pâte dure pour un dîner qui s'intègre parfaitement à votre fenêtre de jeûne et vous garde rassasié.

Curry de poulet à la noix de coco : Faites sauter du poulet et des légumes à faible teneur en glucides comme les courgettes et les poivrons dans du lait de coco et des épices pour un plat réconfortant qui suit les principes cétogènes.

Phase 3 : Stabilisation et maintenance

Bowl de graines et noix : Mélangez des graines de tournesol, des noix de macadamia, et des amandes avec un yaourt grec entier pour un en-cas riche en graisses saines et en protéines.

Saumon grillé et asperges : Pour un dîner simple et délicieux, faites griller un filet de saumon assaisonné à votre goût et servez-le avec des asperges cuites à la vapeur arrosées d'un filet d'huile d'olive et de citron.

Conseils pour la préparation

Préparez en avance : De nombreuses recettes peuvent être préparées à l'avance et stockées au réfrigérateur ou au congélateur. Prenez un jour par semaine pour préparer vos repas afin de simplifier votre routine quotidienne.

Utilisez des raccourcis sains : Des légumes pré-découpés ou congelés, des protéines en conserve comme le thon ou le saumon, et des épices prêtes à l'emploi peuvent accélérer le processus de préparation sans compromettre la qualité de votre alimentation.

Restez simple : Les meilleures recettes sont souvent les plus simples. Des ingrédients frais et de qualité nécessitent très peu d'embellissement pour devenir un repas délicieux et sain.

N'oubliez pas que manger doit rester un plaisir, même lorsque vous suivez un régime. Ces recettes sont là pour vous prouver que manger sainement ne signifie pas sacrifier la saveur ou la satisfaction. Bonne dégustation !

Gérer les situations sociales et les sorties au restaurant

Naviguer dans le monde social tout en respectant le régime Galveston peut sembler intimidant au premier abord, mais avec quelques astuces et un peu de préparation, vous pouvez profiter de sorties au restaurant et de réunions sociales tout en restant fidèle à vos objectifs de santé.

Anticipez avant de sortir

Prenez un moment pour regarder le menu en ligne du restaurant où vous allez afin de planifier ce que vous pourrez manger. Beaucoup d'établissements ont des options qui peuvent s'adapter au régime Galveston, ou qui sont déjà compatibles.

Soyez clair sur vos choix

N'ayez pas peur de poser des questions sur la façon dont les plats sont préparés et de demander des modifications simples, comme remplacer les frites par une salade ou demander que les sauces et vinaigrettes soient servies à part. Les restaurants sont de plus en plus habitués à accommoder les demandes diététiques spécifiques.

Planifiez vos repas en conséquence

Si vous savez que vous allez dîner à l'extérieur, planifiez vos autres repas de la journée autour de cette sortie. Si vous faites du jeûne intermittent, ajustez peut-être votre fenêtre de repas pour qu'elle corresponde à l'heure de votre sortie.

Optez pour des options saines

Choisissez des aliments qui sont en accord avec le régime Galveston. Les poissons gras comme le saumon, les entrées à base de légumes, les salades copieuses avec des protéines de qualité sont tous des choix gagnants. Évitez les plats avec des sauces lourdes, des céréales raffinées et des sucres cachés.

Mangez consciemment

Prenez le temps de savourer votre repas. Manger lentement non seulement vous aide à mieux digérer, mais cela vous permet également de vous rendre compte plus rapidement que vous êtes rassasié, ce qui peut empêcher de trop manger.

Gérez les pressions sociales

Il se peut que vos amis ou votre famille ne comprennent pas vos choix diététiques. Préparez-vous à expliquer brièvement pourquoi vous suivez le régime Galveston, et rappelez-vous que vous n'avez pas à vous justifier outre mesure. Vous faites ce qui est le mieux pour vous.

Faites des compromis raisonnables

Parfois, il peut être nécessaire de faire de petits écarts, surtout lors d'occasions spéciales. Si cela se produit, ne soyez pas trop dur avec vous-même. Profitez du moment, puis reprenez le régime dès que possible.

Avec ces conseils, vous pouvez profiter pleinement de la vie sociale sans sacrifier votre régime Galveston. Rappelez-vous que l'équilibre est la clé et que le régime doit s'adapter à votre vie, et non l'inverse. Cela vous aidera à rester motivé et à profiter de votre voyage vers un style de vie plus sain.

Chapitre 3 : Les bienfaits du régime Galveston

Perte de poids durable et réduction de la graisse abdominale

L'objectif d'une perte de poids durable et la réduction de la graisse abdominale sont des éléments essentiels du régime Galveston et des résultats que beaucoup recherchent avec enthousiasme. Voici comment le régime s'attaque à ces aspects de manière efficace :

Pourquoi viser la graisse abdominale ?

La graisse abdominale est plus qu'une question esthétique ; elle est étroitement liée à des problèmes de santé tels que le syndrome métabolique, le diabète de type 2, les maladies cardiaques et d'autres. C'est ce qu'on appelle la graisse viscérale, et elle s'accumule autour des organes internes, pouvant affecter leur fonctionnement.

Le Rôle du Jeûne Intermittent

Le jeûne intermittent, l'un des piliers du régime Galveston, aide à réduire les niveaux d'insuline dans le corps, facilitant ainsi l'utilisation de la graisse comme source d'énergie et encourageant la perte de poids. Pendant les périodes de jeûne, le corps n'a d'autre choix que de puiser dans ses réserves de graisse, ce qui inclut la graisse abdominale.

L'Alimentation cétogène et la perte de poids

Une alimentation cétogène, faible en glucides et riche en graisses saines, pousse le corps à entrer en état de cétose, où il brûle des graisses pour l'énergie au lieu de compter sur les glucides. Cette approche aide non seulement à perdre du poids mais favorise également la réduction spécifique de la graisse abdominale, contribuant à un profil de santé métabolique amélioré.

La Restriction Calorique sans Privation

Contrairement aux régimes draconiens, la restriction calorique dans le régime Galveston ne signifie pas se priver. Il s'agit plutôt d'une consommation consciente et modérée qui encourage le corps à utiliser efficacement ses calories. En mangeant moins et en choisissant des aliments de haute qualité nutritive, le corps peut maintenir un métabolisme actif et éviter les ralentissements qui peuvent survenir avec les régimes extrêmes.

Une Transformation du Métabolisme

Ce régime vise à transformer votre métabolisme, en le rendant plus efficace pour brûler les graisses et moins dépendant des fluctuations de sucre. Cela signifie non seulement perdre du poids mais également maintenir cette perte de poids sur le long terme.

Une Approche Globale

Le régime Galveston reconnaît que la perte de poids n'est pas un événement isolé mais un élément d'un mode de vie plus sain. En combinant une alimentation équilibrée, l'activité physique régulière, un sommeil de qualité et une gestion efficace du stress, le régime crée un environnement optimal pour une perte de poids durable et une réduction significative de la graisse abdominale.
En somme, le régime Galveston offre un chemin vers une perte de poids durable et une silhouette affinée, en promouvant des

habitudes alimentaires et de vie qui
soutiennent non seulement votre silhouette,
mais aussi votre santé globale.

Amélioration de la santé hormonale et soulagement des symptômes de la ménopause

Le régime Galveston aborde de front les
fluctuations hormonales et les désagréments
associés à la ménopause, qui peuvent inclure
les bouffées de chaleur, les troubles du
sommeil et les changements d'humeur. En
adoptant une alimentation riche en
nutriments et en pratiquant le jeûne
intermittent, ce régime peut contribuer à
rééquilibrer les hormones et atténuer ces
symptômes. Voici comment cela fonctionne,
expliqué simplement et avec des exemples
concrets.

Rééquilibrage des Hormones

Les hormones sont comme des messagers
dans votre corps, et quand elles sont
déséquilibrées, vous pouvez vous sentir
comme si vous receviez des messages
contradictoires. Pour les femmes en
ménopause, les niveaux d'œstrogènes et de
progestérone diminuent, ce qui peut

provoquer une série de symptômes inconfortables. Un régime riche en graisses saines, comme le régime Galveston, peut aider à stabiliser ces hormones. Par exemple, les poissons gras comme le saumon sont riches en oméga-3, qui ont été liés à un meilleur équilibre hormonal.

Atténuation des Bouffées de Chaleur

Les bouffées de chaleur sont comme des vagues de chaleur imprévisibles qui peuvent être apaisées par un bon régime. Les aliments riches en phytoestrogènes, comme les graines de lin, peuvent imiter les effets de l'œstrogène dans le corps et potentiellement réduire la fréquence et l'intensité des bouffées de chaleur. Incorporer une cuillère à soupe de graines de lin moulues dans votre smoothie du matin peut être un moyen simple de profiter de cet avantage.

Sommeil Amélioré

Trouver le sommeil peut devenir une quête pendant la ménopause. Le magnésium est un minéral qui favorise la détente et peut être trouvé dans des aliments comme les amandes et les épinards. En intégrant une poignée d'amandes en tant que snack ou en ajoutant des épinards à votre salade, vous pouvez

augmenter votre apport en magnésium, ce
qui peut vous aider à trouver un sommeil
plus réparateur.

Stabilité de l'Humeur

La stabilité de l'humeur peut être soutenue
par une alimentation équilibrée. Les glucides
complexes, comme les patates douces ou les
légumineuses, libèrent de l'énergie lentement
et peuvent aider à maintenir des niveaux de
sucre dans le sang stables, évitant ainsi les
pics et les creux qui peuvent affecter votre
humeur.

Gestion du Poids

La gestion du poids pendant la ménopause
peut être un défi. Le jeûne intermittent peut
aider à contrôler l'appétit et encourager le
corps à brûler les graisses pour l'énergie, ce
qui peut contribuer à une perte de poids saine
et au maintien d'un poids stable. Cela est
important car la répartition du poids change
souvent pendant la ménopause, avec une
tendance à prendre du poids autour de
l'abdomen.

En conclusion, le régime Galveston n'est pas
seulement une question de perte de poids,
c'est aussi un moyen d'améliorer votre santé

hormonale et de soulager les symptômes de la ménopause. En choisissant des aliments qui nourrissent votre corps et soutiennent l'équilibre hormonal, en intégrant des pratiques de jeûne intermittent adaptées, et en faisant des choix de vie sains en général, vous pouvez traverser cette phase de la vie avec plus de facilité et de confort.

Diminution du risque de maladies chroniques telles que le diabète et les maladies cardiaques

En adoptant le régime Galveston, non seulement vous pourriez travailler à atteindre vos objectifs de perte de poids, mais vous pourriez également réduire le risque de développer des maladies chroniques comme le diabète et les maladies cardiaques. Laissez-moi vous expliquer comment cela fonctionne de manière claire et avec des détails qui rendent ce bénéfice particulièrement pertinent.

Attaquer le diabète à la racine

Le diabète de type 2 est souvent précédé par une résistance à l'insuline, où vos cellules ne répondent plus efficacement à l'insuline. Cette hormone aide à réguler le sucre dans le sang, et quand cela ne fonctionne pas correctement, vos niveaux de sucre dans le sang augmentent. Le régime Galveston, avec son approche de jeûne intermittent et son accent sur une alimentation faible en glucides, aide à réduire la quantité de sucre qui entre dans votre système et à améliorer la réponse de votre corps à l'insuline.

Imaginez que vous avez un robinet qui laisse couler l'eau constamment dans votre évier – c'est comme manger des glucides tout le temps. Le jeûne intermittent ferme ce robinet régulièrement, ce qui donne à votre évier – ou dans ce cas, à votre corps – une chance de se débarrasser de l'excès d'eau, ou de sucre.

Renforcer votre cœur

Les maladies cardiaques restent l'une des principales causes de décès, et la santé de votre cœur est directement liée à votre alimentation et à votre mode de vie. En limitant les aliments riches en mauvaises graisses et en sucre, qui peuvent contribuer à la formation de plaque dans vos artères, le régime Galveston favorise une meilleure santé cardiaque. Les poissons gras, comme le saumon ou le maquereau, sont chargés d'oméga-3, des acides gras qui sont comme des agents de nettoyage pour vos vaisseaux sanguins, aidant à réduire l'inflammation et à abaisser les niveaux de triglycérides, un type de graisse dans le sang.

Une approche holistique

Enfin, il est important de reconnaître que le régime Galveston ne s'arrête pas à ce que vous mangez. C'est une approche holistique qui inclut l'activité physique régulière et la gestion du stress – deux facteurs clés pour prévenir les maladies chroniques. En effet, l'exercice physique régulier peut aider à maintenir la sensibilité à l'insuline et la force musculaire, et réduire la pression artérielle, tandis qu'une bonne gestion du stress peut réduire les niveaux de cortisol, une hormone qui, en excès, peut mener à une série de problèmes de santé.

Récapitulatif

En résumé, le régime Galveston n'est pas seulement une avenue vers une silhouette affinée, mais un chemin vers une vie sans les ombres des maladies chroniques. En mangeant des aliments qui soutiennent une réponse saine à l'insuline, en renforçant votre cœur avec des graisses saines et en vivant de manière active et détendue, vous pouvez diminuer considérablement le risque de diabète et de maladies cardiaques, tout en améliorant votre qualité de vie globale.

Augmentation de l'énergie et du bien-être général

Quand vous suivez le régime Galveston, vous n'êtes pas seulement en quête d'une meilleure apparence physique, mais aussi d'une augmentation de votre niveau d'énergie et d'un sentiment de bien-être général. C'est comme donner à votre corps un carburant de meilleure qualité et observer une amélioration de ses performances.

L'énergie retrouvée

Pensez à votre corps comme à une voiture. Si vous mettez de l'essence de mauvaise qualité, elle va caler et avoir des ratés. Mais si vous choisissez le meilleur carburant, elle va démarrer sans problème et rouler plus longtemps. Le régime Galveston vous incite à nourrir votre corps avec des aliments de haute qualité – riches en nutriments, en graisses saines et en protéines. Les aliments comme les noix, les avocats et les poissons gras sont comme de l'essence premium pour votre moteur. Ils vous aident à maintenir un niveau d'énergie constant tout au long de la journée sans les hauts et les bas que l'on peut ressentir après avoir mangé des aliments riches en sucre.

Un sommeil de meilleure qualité

Un meilleur sommeil contribue aussi grandement à l'augmentation de l'énergie. Le jeûne intermittent peut aider à réguler votre horloge biologique, ce qui améliore la qualité de votre sommeil. Et quand vous dormez mieux, vous vous réveillez naturellement plus reposé et prêt à affronter la journée.

Des effets positifs sur l'humeur

Le bien-être général n'est pas seulement physique ; il est aussi mental. En réduisant les glucides et en augmentant les bonnes graisses, vous pourriez remarquer une amélioration de votre humeur. Les aliments à faible indice glycémique, favorisés dans le régime Galveston, permettent d'éviter les pics de glycémie qui peuvent provoquer des sautes d'humeur.

Moins de ballonnements, plus de confort

En évitant les aliments qui peuvent causer des ballonnements et de l'inconfort digestif, comme les céréales raffinées et les sucres ajoutés, vous pouvez vous sentir plus léger et plus confortable tout au long de la journée. C'est incroyable de voir combien une digestion saine peut affecter votre sensation de bien-être général.

Renforcement de l'estime de soi

En maîtrisant mieux vos choix alimentaires et en voyant les effets positifs sur votre corps, vous gagnerez en assurance. Ce boost d'estime de soi peut vous rendre plus heureux et plus satisfait dans votre vie quotidienne.

Récapitulatif

Pour résumer, adopter le régime Galveston peut vous apporter une énergie renouvelée et améliorer votre bien-être de façon globale. En fournissant à votre corps les bons nutriments, en stabilisant votre sommeil et votre humeur, et en vous sentant physiquement mieux, vous créez un cercle vertueux qui peut vous mener à une vie plus saine et plus heureuse.

Chapitre 4 : Aller plus loin

Conseils pour adopter un mode de vie sain et durable

Adopter un mode de vie sain et durable est une quête qui va bien au-delà de l'alimentation seule ; c'est une transformation globale qui touche à toutes les facettes de votre quotidien. L'idée est de créer des habitudes qui ne sont pas seulement bonnes pour le corps, mais aussi pour l'esprit et le bien-être général. Voici quelques conseils pratiques pour y parvenir :

Établissez des objectifs réalistes

Commencez par définir des objectifs clairs et réalisables. Si vous voulez intégrer plus d'activité physique dans votre vie, commencez par des promenades quotidiennes de 10 minutes plutôt que de vous inscrire directement à un marathon. L'idée est de progresser graduellement pour intégrer ces nouvelles habitudes à votre routine sans vous sentir dépassé.

Planifiez vos repas

La planification des repas vous permet de contrôler ce que vous mangez et d'éviter les décisions de dernière minute souvent moins saines. Prenez une heure par semaine pour planifier vos repas, cela vous aidera à manger équilibré et à réduire le stress quotidien lié à la question "Qu'est-ce qu'on mange ?".

Trouvez des activités physiques qui vous plaisent

L'exercice ne doit pas être une corvée. Que ce soit la danse, la randonnée, le yoga ou le cyclisme, trouver une activité qui vous passionne rendra l'exercice physique beaucoup plus agréable et vous serez plus enclin à le pratiquer régulièrement.

Priorisez le sommeil

Le sommeil est l'un des piliers de la santé. Assurez-vous de dormir suffisamment chaque nuit. Créez un environnement propice au sommeil : une chambre sombre, calme et fraîche et une routine relaxante avant le coucher peuvent grandement améliorer la qualité de votre sommeil.

Cultivez la Pleine Conscience

La pleine conscience peut vous aider à être plus présent et à apprécier les petites choses de la vie, réduisant ainsi le stress et l'anxiété. Des pratiques telles que la méditation, la respiration profonde ou simplement prendre quelques minutes par jour pour refléter sur ce pour quoi vous êtes reconnaissant, peuvent avoir un impact positif sur votre bien-être mental.

Construisez un Réseau de Soutien

Entourez-vous de personnes qui partagent vos objectifs de vie sains. Que ce soit des amis, de la famille ou des groupes de soutien en ligne, avoir des personnes pour partager vos succès et vos défis peut faire toute la différence.

Apprenez à Gérer le Stress

Le stress peut avoir un impact négatif sur votre santé physique et mentale. Trouvez des techniques qui fonctionnent pour vous, comme l'exercice, le journaling, ou les loisirs créatifs, et intégrez-les dans votre routine quotidienne pour mieux gérer le stress.

Soyez conséquent mais flexible

Une approche rigide peut mener à la frustration. Soyez donc cohérent dans vos efforts, mais restez flexible et permettez-vous des moments de plaisir sans culpabilité. L'équilibre est la clé d'une vie saine et durable.

En mettant en œuvre ces conseils, vous pouvez progressivement transformer votre mode de vie en un qui nourrit et soutient à la fois votre corps et votre esprit, menant à une augmentation significative de votre énergie et de votre bien-être général. C'est un investissement dans votre avenir le plus sain et le plus heureux.

Importance de l'activité physique et du sommeil

L'importance de l'activité physique et d'un sommeil de qualité sont des piliers indiscutables d'un mode de vie sain. Ces deux éléments se renforcent mutuellement et contribuent de manière significative à améliorer la qualité de vie. Voici un développement sur leur importance avec des conseils pratiques :

L'importance de l'activité physique

L'activité physique est bien plus qu'un moyen de brûler des calories. Elle stimule la production d'endorphines, les hormones du bien-être, qui peuvent améliorer votre humeur et diminuer les sentiments de dépression, d'anxiété et de stress. Un corps en mouvement entretient également la souplesse des articulations, la force musculaire et peut augmenter la densité osseuse, ce qui est crucial surtout à mesure que nous vieillissons.

L'exercice a également un impact direct sur la qualité du sommeil. Une routine d'exercice régulière peut vous aider à vous endormir plus rapidement et à approfondir votre sommeil. Cependant, il est recommandé d'éviter les exercices intenses trop proches de l'heure du coucher, car ils pourraient avoir l'effet inverse et vous maintenir éveillé.

Pour intégrer l'activité physique dans votre vie, trouvez des activités qui vous plaisent. Que ce soit une promenade quotidienne, une séance de natation, un cours de danse en ligne ou même du jardinage, l'important est de bouger.

Essayez de viser au moins 150 minutes d'activité physique modérée par semaine, conformément aux recommandations de l'Organisation mondiale de la santé.

L'importance du sommeil

Un sommeil de qualité est aussi vital que l'air que nous respirons et la nourriture que nous mangeons. Pendant que nous dormons, notre corps travaille à réparer et régénérer les tissus, renforcer le système immunitaire et traiter les informations de la journée. Le manque de sommeil peut entraver ces processus essentiels et mener à une baisse de l'attention, de la concentration et à une augmentation du risque de maladies chroniques comme l'hypertension, le diabète et l'obésité.

Pour améliorer la qualité de votre sommeil, créez une routine nocturne relaxante. Éteignez les écrans électroniques au moins une heure avant le coucher, car la lumière bleue qu'ils émettent peut perturber la production de mélatonine, l'hormone du sommeil. Pratiquer des activités calmantes, comme lire, prendre un bain ou méditer, peut également préparer votre corps et votre esprit à une bonne nuit de repos.

Assurez-vous que votre chambre est propice au sommeil : la température doit être fraîche, l'environnement calme et sombre. Investir dans un bon matelas et des oreillers peut aussi avoir un impact considérable sur la qualité de votre sommeil.

En résumé, l'activité physique régulière et le sommeil sont essentiels pour maintenir un corps et un esprit sains. En les intégrant dans votre routine quotidienne, vous pouvez améliorer votre santé globale, votre humeur et votre qualité de vie. Cela contribue à un mode de vie sain et durable, ce qui est au cœur des principes du régime Galveston.

Gérer le stress et l'anxiété

Gérer le stress et l'anxiété est crucial pour un mode de vie sain, et cela est encore plus vrai lorsqu'on suit un régime comme celui de Galveston. Le stress peut non seulement entraver votre perte de poids et vos efforts de bien-être mais aussi avoir des effets négatifs sur votre santé globale. Voici des stratégies concrètes pour vous aider à gérer le stress et l'anxiété :

Reconnaissance et Acceptation

La première étape vers la gestion du stress et de l'anxiété est de reconnaître leur présence. Admettez que vous êtes stressé ou anxieux; cela n'est ni une faiblesse ni un échec.

Acceptez que le stress et l'anxiété sont des réponses normales aux pressions de la vie.

Techniques de Respiration

Lorsque vous vous sentez stressé ou anxieux, des exercices de respiration profonde peuvent être incroyablement apaisants. La technique 4-7-8, par exemple, implique d'inspirer pendant quatre secondes, de retenir sa respiration pendant sept secondes, et d'expirer pendant huit secondes. Cette méthode aide à ralentir votre rythme cardiaque et à encourager votre corps à se détendre.

Activité Physique Régulière

L'exercice libère des endorphines, souvent appelées les hormones du bonheur, qui agissent comme des analgésiques naturels. De plus, l'activité physique peut servir de distraction, vous permettant de trouver un peu de calme dans un esprit occupé. Que ce soit une promenade, une séance de yoga ou un entraînement plus intense, trouvez une forme d'exercice qui vous plaît et intégrez-la à votre routine quotidienne.

Méditation et Pleine Conscience

La méditation et les pratiques de pleine conscience peuvent réduire les niveaux de stress et d'anxiété en vous aidant à vous concentrer sur le moment présent. Des applications de méditation guidée peuvent être un bon début si vous êtes nouveau à cette pratique.

Sommeil de Qualité

Un manque de sommeil peut aggraver le stress et l'anxiété, tandis qu'un sommeil réparateur peut grandement les améliorer. Établissez une routine nocturne qui favorise un bon sommeil, comme se détendre avec un livre au lieu d'un écran avant le coucher, s'assurer que la chambre est sombre et fraîche, et se coucher à la même heure chaque nuit.

Alimentation Équilibrée

Ce que vous mangez a un impact sur vos niveaux de stress et d'anxiété. Une alimentation équilibrée riche en légumes, fruits, protéines maigres et graisses saines peut fournir l'énergie stable dont votre corps a besoin pour gérer le stress. Évitez trop de caféine et de sucre, qui peuvent provoquer des hauts et des bas énergétiques et émotionnels.

Connectez-vous avec les Autres

Parler avec des amis, de la famille ou des professionnels peut fournir un soutien émotionnel et diminuer le sentiment d'isolement souvent associé au stress et à l'anxiété. Même un appel téléphonique rapide ou une promenade avec un ami peut faire une grande différence.

Gestion du Temps

Organisez votre emploi du temps pour éviter de vous surcharger et apprenez à dire non quand c'est nécessaire. La gestion efficace du temps peut réduire le stress en évitant la précipitation de dernière minute et le sentiment d'être débordé.

Loisirs et Passions

Consacrez du temps à des activités que vous aimez. Que ce soit la peinture, la musique, la cuisine ou le jardinage, des passe-temps créatifs peuvent être un excellent exutoire pour le stress.

En intégrant ces stratégies dans votre routine, vous pouvez créer un bouclier plus solide contre le stress et l'anxiété. Cela peut vous aider à rester sur la voie du régime Galveston, à profiter d'une meilleure qualité de vie et à renforcer votre résilience face aux défis de la vie.

Ressources pour trouver du soutien et des conseils

Trouver du soutien et des conseils fiables peut faire toute la différence dans votre parcours avec le régime Galveston. Heureusement, il existe de nombreuses ressources disponibles pour vous aider à rester sur la bonne voie. Les voici détaillées pour faciliter votre recherche et enrichir votre expérience.

Groupes de soutien en ligne

Le monde numérique regorge de communautés en ligne où vous pouvez trouver du soutien. Des forums dédiés au régime Galveston, des groupes Facebook, ou des plateformes comme Reddit peuvent offrir des espaces pour partager des expériences, poser des questions et recevoir des encouragements de ceux qui suivent un chemin similaire.

Applications mobiles

Il existe des applications pour tout, y compris pour le suivi de votre régime et de votre jeûne intermittent. Ces outils numériques peuvent vous aider à suivre vos repas, à surveiller votre progression et même à vous connecter avec une communauté d'utilisateurs partageant les mêmes idées.

Nutritionnistes et Diététiciens

Pour des conseils personnalisés, rien ne vaut l'expertise d'un professionnel. Un nutritionniste ou un diététicien qui comprend le régime Galveston peut vous offrir des conseils adaptés à vos besoins spécifiques, vous aider à élaborer des plans de repas et vous guider à travers les défis que vous pourriez rencontrer.

Livres et publications

Il existe de nombreux livres qui traitent des principes du jeûne intermittent et de l'alimentation cétogène. Cherchez des ouvrages écrits par des experts reconnus et des critiques fiables pour approfondir votre compréhension du régime et pour trouver de l'inspiration.

Blogs et Sites Web

Les blogs et les sites dédiés à la santé et au bien-être peuvent être d'excellentes ressources. Recherchez des sites avec des sections consacrées au régime Galveston ou à des sujets connexes. Assurez-vous de vérifier la crédibilité des auteurs et la qualité des informations.

Vidéos et Podcasts

Des plateformes comme YouTube ou diverses applications de podcast offrent une mine de renseignements sur le jeûne intermittent et l'alimentation cétogène. Des experts partagent leurs connaissances et conseils à travers des vidéos instructives et des interviews en podcast.

Ateliers et Séminaires

Restez à l'affût des ateliers, webinaires et séminaires qui pourraient être organisés par des professionnels de la santé. Ces événements peuvent non seulement être éducatifs mais aussi offrir l'opportunité de rencontrer des personnes partageant les mêmes idées.

Soutien Médical

Si vous avez des conditions médicales préexistantes ou si vous avez besoin de conseils spécifiques, il est toujours préférable de consulter votre médecin. Ils peuvent suivre votre santé de près tout en suivant le régime et vous diriger vers des ressources supplémentaires si nécessaire.

Clubs et cours de fitness

Les clubs de fitness locaux et les cours de gym peuvent offrir du soutien pour la composante exercice du régime Galveston. Les instructeurs peuvent vous aider à trouver les meilleurs exercices pour compléter votre régime alimentaire et vous mettre en contact avec d'autres personnes qui ont des objectifs de santé similaires.

En exploitant ces ressources, vous pouvez renforcer votre réseau de soutien et rester motivé et informé tout au long de votre voyage avec le régime Galveston. Chacune de ces ressources peut jouer un rôle clé dans votre succès et contribuer à une expérience de régime riche et soutenue.

Conclusion

Le régime Galveston : une approche holistique pour perdre du poids et retrouver votre vitalité

La conclusion de notre guide sur le régime Galveston souligne son essence: il ne s'agit pas seulement d'une méthode pour perdre du poids, mais d'une approche holistique pour revitaliser votre corps dans sa globalité. Voyons plus en détail ce que cela signifie.

Au-delà de la Balance

Le régime Galveston ne se focalise pas uniquement sur le chiffre que vous voyez sur la balance. Il s'agit de comprendre et de répondre aux besoins de votre corps, de respecter les rythmes naturels de votre métabolisme et de créer une harmonie entre votre alimentation, votre niveau d'énergie et votre bien-être émotionnel. C'est une approche qui cherche à ajuster délicatement les leviers de votre santé pour vous mener vers un état de bien-être global.

Nutrition Consciente

Ce régime encourage une nutrition consciente, où chaque aliment est choisi pour ses bénéfices santé plutôt que simplement pour son apport calorique. Les aliments riches en nutriments qui sont favorisés par le régime Galveston — tels que les légumes verts, les poissons gras, et les noix — sont non seulement bons pour votre silhouette, mais aussi pour votre santé cardiaque, votre cerveau, et votre niveau d'énergie.

Rééquilibrage Hormonal

Pour les femmes, en particulier celles qui naviguent dans les eaux parfois tumultueuses de la ménopause, le régime Galveston offre une stratégie pour rééquilibrer les hormones. Ce faisant, il peut aider à soulager certains des symptômes les plus tenaces de la ménopause, de manière naturelle et douce.

Soutien Durable

Ce régime est conçu pour être durable. Il ne s'agit pas de restrictions sévères ou de modes passagères, mais de changements que vous pouvez maintenir à long terme. En intégrant le jeûne intermittent et une alimentation cétogène dans votre vie, vous instaurez des habitudes qui peuvent durer et qui ne se sentent pas comme une privation.

L'énergie Retrouvée

En suivant le régime Galveston, beaucoup trouvent un regain d'énergie. Cela est dû en partie à la perte de poids et à l'amélioration de la qualité du sommeil, mais aussi à la réduction des inflammations et à l'équilibre hormonal. Avec plus d'énergie, vous pouvez profiter d'une vie plus active et enrichissante.

Bien-être Mental et Émotionnel

Le bien-être mental et émotionnel est un autre bénéfice clé de ce régime. En gérant le stress et l'anxiété grâce à une alimentation saine, un sommeil de qualité, et un exercice physique régulier, vous améliorez votre humeur et votre résilience face aux défis de la vie.

Conclusion

En somme, le régime Galveston est plus qu'un simple plan de perte de poids ; c'est un chemin vers un bien-être holistique. Il est là pour vous guider vers une santé optimisée, une énergie renouvelée et une vie pleine de vitalité. En adoptant les principes de ce régime, vous ne faites pas que changer votre alimentation ; vous transformez votre vie.

Résumé des points clés et des conseils pour réussir

Clôturer notre guide sur le régime Galveston avec un résumé des points clés et des conseils pour assurer votre succès est essentiel pour solidifier votre compréhension et votre engagement envers ce chemin vers une meilleure santé. Voici les pierres angulaires de ce que vous avez appris et comment les appliquer efficacement dans votre vie quotidienne.

Points Clés du Régime Galveston

Alimentation Équilibrée : Centrez votre alimentation sur des aliments entiers et nutritifs, riches en légumes, fruits, protéines maigres, poissons gras, noix, et graines. Évitez les sucres ajoutés, les céréales raffinées, les produits transformés et les huiles végétales de mauvaise qualité.

Jeûne Intermittent : Intégrez le jeûne intermittent dans votre routine pour aider à réguler votre métabolisme, améliorer la sensibilité à l'insuline et favoriser la perte de poids. Trouvez le schéma de jeûne qui s'adapte le mieux à votre style de vie et à vos besoins individuels.

Activité Physique : L'exercice régulier est un pilier du régime Galveston, non seulement pour la gestion du poids mais aussi pour le bien-être général. Trouvez une forme d'activité physique qui vous plaît pour rester cohérent et motivé.

Gestion du Stress et du Sommeil : Un sommeil de qualité et une gestion efficace du stress sont cruciaux pour le succès du régime. Ils influencent directement votre santé hormonale, votre appétit et votre niveau d'énergie.

Soutien Communautaire : Cherchez du soutien auprès de groupes, en ligne ou dans votre communauté, pour partager vos expériences et apprendre des autres.

Conseils pour Réussir

Planification : Prévoyez vos repas et vos périodes de jeûne. La planification aide à éviter les décisions impulsives qui peuvent vous éloigner de vos objectifs.

Flexibilité : Soyez prêt à ajuster votre plan en fonction de vos réponses individuelles et des événements de la vie. La flexibilité peut vous aider à rester sur la bonne voie sans vous sentir frustré ou limité.

Éducation Continue : Continuez à apprendre sur le régime Galveston, la nutrition et la santé en général. L'éducation est la clé pour rester engagé et motivé.

Écoutez Votre Corps : Soyez attentif aux signaux de votre corps et ajustez votre alimentation et votre jeûne en conséquence. Si quelque chose ne se sent pas bien, n'hésitez pas à consulter un professionnel de la santé.

Célébrez Vos Succès : Reconnaître et célébrer les petites victoires peut booster votre motivation. Que ce soit une perte de poids, une amélioration de votre forme physique ou simplement le fait de vous sentir mieux, chaque succès compte.

Patience et Persévérance : Les changements durables prennent du temps. Soyez patient avec vous-même et persévérez même lorsque les progrès semblent lents. Le succès vient avec le temps et la constance. En suivant ces points clés et conseils, vous êtes bien équipé pour faire du régime Galveston une partie intégrante et réussie de votre vie. Rappelez-vous que le régime Galveston n'est pas seulement une façon de manger, mais un style de vie qui favorise une santé globale et un bien-être durable.

Témoignages de femmes qui ont suivi le régime avec succès

Témoignage 1 : L'Histoire de Claire

Avant le régime : Claire, 52 ans, se sentait constamment fatiguée et découragée par les changements corporels associés à la ménopause. Ayant essayé plusieurs régimes sans succès durable, elle était sceptique quant à en essayer un nouveau. Sa principale lutte était contre les bouffées de chaleur nocturnes qui perturbaient son sommeil et la prise de poids autour de l'abdomen.

Découverte du régime Galveston : Claire a entendu parler du régime Galveston par une amie qui avait remarqué une amélioration significative de ses symptômes de ménopause. Intriguée, Claire a décidé de donner une chance au régime, bien qu'elle ne s'attende pas à des miracles.

Son expérience : Les premières semaines ont été un défi, surtout l'adaptation au jeûne intermittent et la réduction des glucides.

Cependant, Claire a rapidement commencé à remarquer des changements. Son énergie s'est améliorée, et ses bouffées de chaleur sont devenues moins fréquentes et moins intenses. Après trois mois, elle a perdu une quantité significative de graisse abdominale et se sentait globalement plus légère et plus vive.

Après le régime : Claire continue de suivre les principes du régime Galveston, trouvant qu'ils s'intègrent naturellement dans son mode de vie. Elle partage : "Ce n'est pas juste un régime, c'est un changement de vie. Je dors mieux, je me sens mieux, et j'ai enfin l'impression de contrôler mon bien-être."

Témoignage 2 : La Transformation de Sofia

Avant le régime : Sofia, 47 ans, luttait contre le stress et l'anxiété, ce qui aggravait ses symptômes de ménopause, notamment les sautes d'humeur et la prise de poids. Comme beaucoup, elle avait essayé diverses méthodes pour gérer son poids, sans succès à long terme.

Découverte du régime Galveston : Après avoir lu un article sur les avantages du régime Galveston pour les femmes ménopausées, Sofia était curieuse de voir si cela pourrait l'aider. Elle était particulièrement intéressée par l'aspect gestion du stress et de l'anxiété du régime.

Son expérience : Sofia a été surprise par la simplicité du régime et par combien il était facile de s'y tenir. Non seulement elle a commencé à perdre du poids de manière stable, mais elle a aussi remarqué une nette amélioration de son humeur et de ses niveaux d'énergie. Le jeûne intermittent lui a appris à écouter son corps et à manger de manière plus intuitive.

Après le régime : Sofia se sent transformée. "Je n'ai pas seulement perdu du poids; j'ai gagné en clarté et en sérénité. Le régime Galveston m'a aidé à établir une relation plus saine avec la nourriture et avec moi-même."

Témoignage 3 : Le Voyage de Martine

Avant le régime : Martine, 49 ans, se sentait dépassée par les informations contradictoires sur la nutrition et la santé. Ayant une histoire familiale de diabète et de maladies cardiaques, elle savait qu'il était crucial de prendre soin de sa santé, mais ne savait pas par où commencer.

Découverte du régime Galveston :
Encouragée par son médecin, Martine a
commencé le régime Galveston avec l'espoir
d'améliorer sa santé globale et de réduire son
risque de maladies chroniques.

Son expérience : Le régime a été révélateur
pour Martine. En quelques mois, non
seulement elle a perdu du poids, mais ses
examens de santé ont montré une
amélioration significative de ses marqueurs
métaboliques. Plus énergique et plus
confiante, Martine a trouvé un nouveau
hobby dans la randonnée, quelque chose
qu'elle n'aurait jamais envisagé auparavant.

Après le régime : "Le régime Galveston a
changé ma perspective sur la santé et le bien-
être. C'est plus qu'un régime ; c'est un guide
vers une vie plus saine. Je suis
reconnaissante pour chaque pas de ce
voyage."

BONUS

Pour vous accompagner au mieux dans cette aventure vers une meilleure santé et un bien-être renouvelé, J'ai décidé de préparer un guide exclusif de 21 jours. Ce guide n'est pas seulement une feuille de route pour naviguer à travers les principes du régime Galveston ; c'est un compagnon quotidien conçu pour vous simplifier la vie, enrichir votre palette de saveurs et maximiser vos résultats.

Dans ce guide, vous trouverez un plan de menus soigneusement élaboré pendant 21 jours, avec des recettes délicieuses et faciles à préparer qui respectent les principes du régime Galveston. Ces repas sont pensés pour nourrir votre corps, satisfaire vos papilles et vous soutenir dans votre transition vers une alimentation plus saine.

Pour rendre les choses encore plus simples, j'ai inclus une liste de courses hebdomadaire. Cette liste regroupe tous les ingrédients dont vous aurez besoin pour préparer vos repas, organisés par catégorie pour vous faire gagner du temps au supermarché. Mon objectif est de vous faciliter la tâche, vous permettant ainsi de

vous concentrer sur ce qui compte vraiment :
votre santé et votre bien-être.

Alors, préparez-vous à découvrir de
nouvelles saveurs, à embrasser de nouvelles
habitudes et à observer les transformations
positives dans votre corps et votre esprit. Ce
guide de 30 jours est le premier pas vers une
vie revitalisée, et je suis ravis de vous
accompagner à chaque étape.

Bon voyage culinaire et santé avec le régime
Galveston !

Jour 1

Petit déjeuner : Omelette aux épinards et champignons.
Déjeuner : Salade de poulet avocat avec une vinaigrette à l'huile d'olive.
Dîner : Saumon grillé avec brocoli rôti au four.

Jour 2

Petit déjeuner : Smoothie aux myrtilles, épinards, et graines de chia.
Déjeuner : Wraps de laitue avec garniture de thon et de céleri.
Dîner : Poulet rôti avec asperges et carottes vapeur.

Jour 3

Petit déjeuner : Yaourt grec avec noix et un filet de miel.
Déjeuner : Salade grecque avec fromage feta et olives noires.
Dîner : Steak de boeuf avec salade de roquette et parmesan.

Jour 4

Petit déjeuner : Œufs brouillés avec avocat tranché et tomates cerises.

Déjeuner : Soupe de légumes maison avec poulet.

Dîner : Courgettes farcies au bœuf et aux légumes.

Jour 5

Petit déjeuner : Pancakes aux amandes servis avec des fraises.

Déjeuner : Quiche sans croûte aux légumes et au fromage de chèvre.

Dîner : Filet de morue au four avec une salade de quinoa et épinards.

Jour 6

Petit déjeuner : Porridge de graines de chia avec des morceaux de pomme et cannelle.

Déjeuner : Salade de saumon avec avocat, concombre, et graines de tournesol.

Dîner : Poulet au curry avec riz de chou-fleur.

Jour 7

Petit déjeuner : Smoothie vert avec concombre, kale, pomme, et citron.
Déjeuner : Tartare d'avocat et crevettes sur lit de salade verte.
Dîner : Lasagnes de légumes sans pâtes, avec couche de courgettes, sauce tomate, et fromage ricotta.

Jours 1 :

Petit Déjeuner : Omelette aux Épinards et Champignons

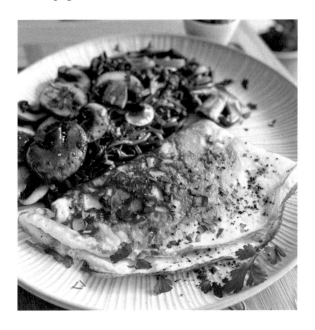

Ingrédients :

2 gros œufs
1 tasse d'épinards frais
½ tasse de champignons tranchés
1 cuillère à soupe d'huile d'olive ou de beurre
Sel et poivre au goût

Facultatif : fromage feta ou chèvre, pour garnir

Instructions :

Préparation des légumes : Lavez soigneusement les épinards et les champignons. Tranchez les champignons en fines lamelles.

Cuisson des légumes : Dans une poêle antiadhésive, chauffez l'huile d'olive ou le beurre à feu moyen. Ajoutez les champignons et faites-les sauter jusqu'à ce qu'ils soient dorés et tendres, environ 5 minutes. Ajoutez les épinards et continuez la cuisson jusqu'à ce qu'ils soient flétris, environ 1 à 2 minutes. Assaisonnez avec un peu de sel et de poivre.

Préparation des œufs : Cassez les œufs dans un bol et battez-les légèrement avec une fourchette. Assaisonnez avec du sel et du poivre.

Cuisson de l'omelette : Retirez les légumes de la poêle et réservez. Dans la même poêle, versez les œufs battus et remuez légèrement avec une spatule jusqu'à ce que les œufs commencent à prendre. Réduisez le feu.

Ajout des légumes : Répartissez les légumes cuits sur une moitié de l'omelette. Si vous utilisez du fromage, ajoutez-le maintenant sur les légumes.

Pliage de l'omelette : Utilisez une spatule pour délicatement plier l'autre moitié de l'omelette sur les légumes. Laissez cuire encore 1 minute pour que le fromage fonde si vous en avez utilisé.

Service : Glissez l'omelette sur une assiette et servez immédiatement.

Déjeuner : Salade de poulet avocat avec une vinaigrette à l'huile d'olive.

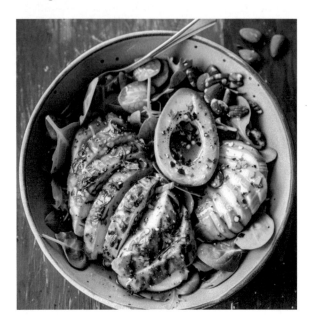

Ingrédients :

1 poitrine de poulet grillée et tranchée
1 avocat, coupé en dés
1 poignée de feuilles de salade mixtes
1 petite poignée de noix, hachées
2 cuillères à soupe d'huile d'olive extra-vierge
1 cuillère à soupe de jus de citron
Sel et poivre au goût

Instructions :

-Dans un grand bol, combinez les feuilles de salade mixtes, l'avocat en dés et le poulet tranché.

-Dans un petit bol, préparez la vinaigrette en mélangeant l'huile d'olive, le jus de citron, le sel et le poivre.

-Versez la vinaigrette sur la salade et mélangez bien pour que tous les ingrédients soient enrobés.

-Parsemez de noix hachées pour ajouter un peu de croquant.

-Servez immédiatement pour une salade fraîche et savoureuse.

Dîner : Saumon Grillé avec Brocoli Rôti au Four

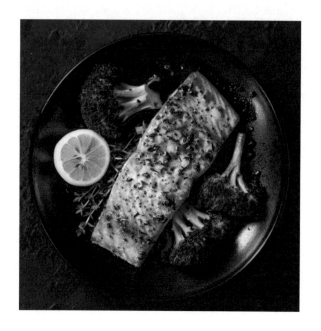

Ingrédients :

2 filets de saumon
1 tête de brocoli, coupée en fleurons
2 cuillères à soupe d'huile d'olive
Sel et poivre au goût
Jus de 1/2 citron
(Optionnel) Aneth frais ou autres herbes pour garnir

Instructions :

-Préchauffez votre four à 200°C (400°F).

-Sur une plaque de cuisson recouverte de papier sulfurisé, étalez les fleurons de brocoli et arrosez-les d'une cuillère à soupe d'huile d'olive. Salez et poivrez.

-Rôtissez le brocoli au four pendant 20-25 minutes, ou jusqu'à ce qu'il soit tendre et légèrement caramélisé sur les bords.

-Pendant que le brocoli rôtit, chauffez une poêle grill à feu moyen et badigeonnez les filets de saumon avec l'huile d'olive restante.

-Salez et poivrez.

-Placez le saumon dans la poêle, peau vers le bas, et faites cuire pendant 3-4 minutes de chaque côté, ou jusqu'à ce qu'il soit bien doré et cuit à votre goût.

-Servez le saumon grillé avec le brocoli rôti, arrosé de jus de citron et garni d'herbes fraîches si désiré.

Jours 2 :

Petit Déjeuner : Smoothie aux myrtilles, épinards, et graines de chia.

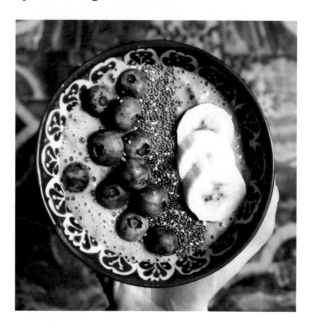

Ingrédients :

1 tasse de myrtilles (fraîches ou congelées)
1 poignée d'épinards frais
1 cuillère à soupe de graines de chia
1/2 tasse de lait d'amande (ou autre lait non laitier)
1/2 banane pour ajouter de la douceur
Quelques glaçons

Instructions :

-Dans le bol d'un blender, combinez les myrtilles, les épinards, les graines de chia, la banane (si utilisée), le lait d'amande et les glaçons.

-Mixez à haute vitesse jusqu'à l'obtention d'une consistance lisse.

-Servez immédiatement pour un petit déjeuner rafraîchissant et nutritif.

Déjeuner : Wraps de Laitue avec Garniture de Thon et de Céleri

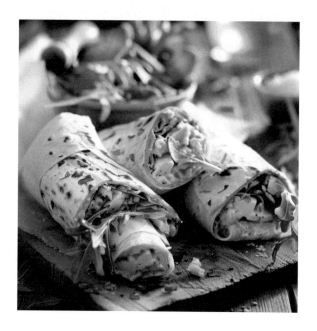

Ingrédients :

1 boîte de thon au naturel, égoutté
2 tiges de céleri, finement hachées
1/4 oignon rouge, finement haché
2 cuillères à soupe de mayonnaise ou de yaourt grec pour une option plus légère
Jus de 1/2 citron
Sel et poivre au goût
Feuilles de laitue grandes et croquantes pour les wraps

Instructions :

-Dans un bol moyen, mélangez le thon égoutté, le céleri haché, l'oignon rouge, la mayonnaise (ou le yaourt grec), le jus de citron, le sel et le poivre.

-Remuez bien pour combiner tous les ingrédients.

-Disposez les feuilles de laitue sur une assiette ou un plan de travail.

-Placez une portion généreuse du mélange de thon au centre de chaque feuille de laitue.

-Roulez délicatement les feuilles de laitue autour de la garniture, similaire à un wrap.

-Servez immédiatement pour un déjeuner léger et satisfaisant.

Dîner : Poulet Rôti avec Asperges et Carottes Vapeur

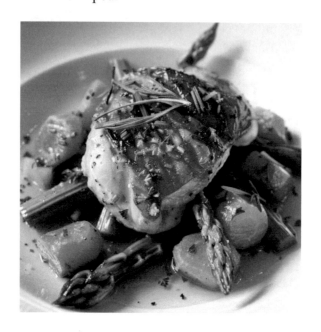

Ingrédients :

2 poitrines de poulet désossées et sans peau
1 botte d'asperges, extrémités dures enlevées
2 carottes, pelées et coupées en bâtonnets
2 cuillères à soupe d'huile d'olive
Sel et poivre au goût
Herbes de Provence ou thym frais pour
assaisonner

Instructions :

-Préchauffez votre four à 200°C (400°F).

-Placez les poitrines de poulet sur une plaque de cuisson tapissée de papier sulfurisé.

-Badigeonnez-les d'une cuillère à soupe d'huile d'olive et assaisonnez-les de sel, poivre et herbes de Provence.

-Disposez les asperges et les bâtonnets de carottes autour du poulet.

-Arrosez le reste de l'huile d'olive sur les légumes et assaisonnez-les également.

-Enfournez et faites rôtir pendant environ 20-25 minutes, ou jusqu'à ce que le poulet soit bien cuit et que les légumes soient tendres.

-Servez chaud pour un dîner sain et coloré.

Jours 3 :

Petit Déjeuner : Yaourt Grec avec Noix et un Filet de Miel

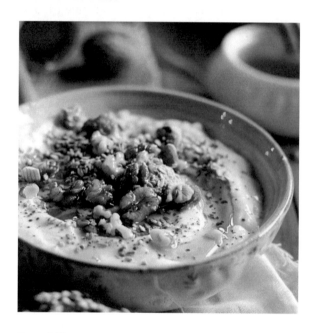

Ingrédients :

1 tasse de yaourt grec plein
Une poignée de noix mélangées (amandes, noix, noisettes), grossièrement hachées
1 cuillère à soupe de miel pur
Une pincée de cannelle (optionnel)

Instructions :

-Verser le yaourt grec dans un bol.

-Ajouter les noix hachées sur le dessus du yaourt.

-Drapé de miel et saupoudrer une pincée de cannelle pour une touche de douceur et de saveur supplémentaire.

-Mélanger légèrement avant de manger pour combiner les saveurs.

Déjeuner : Salade Grecque avec Fromage
Feta et Olives Noires

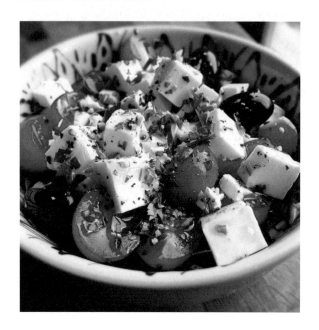

Ingrédients :

2 tomates, coupées en dés
1 concombre, coupé en demi-rondelles
1/2 oignon rouge, tranché finement
1/4 tasse d'olives noires
100 g de fromage feta, émietté
2 cuillères à soupe d'huile d'olive extra
vierge
1 cuillère à soupe de vinaigre de vin rouge
Sel et poivre au goût

Instructions :

-Dans un grand bol, combinez les tomates, le concombre, l'oignon rouge, et les olives noires.

-Ajoutez le fromage feta émietté sur le dessus des légumes.

-Dans un petit bol, fouettez ensemble l'huile d'olive, le vinaigre de vin rouge, le sel, le poivre, et l'origan séché pour créer la vinaigrette.

-Versez la vinaigrette sur la salade et mélangez doucement pour combiner.

-Laissez reposer pendant quelques minutes pour permettre aux saveurs de se mélanger avant de servir.

Dîner : Steak de bœuf avec Salade de
Roquette et Parmesan

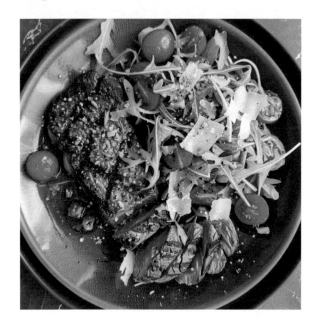

Ingrédients :

2 steaks de bœuf (environ 250 g)
2 cuillères à soupe d'huile d'olive extra
vierge
Sel et poivre noir fraîchement moulu
2 tasses de roquette
Parmesan, en copeaux
Jus de 1/2 citron

Instructions :

-Préchauffez votre grill ou poêle à feu vif.

-Badigeonnez le steak avec 1 cuillère à soupe d'huile d'olive, puis assaisonnez généreusement avec du sel et du poivre.

-Placez le steak sur le grill ou dans la poêle et faites cuire 5 à 7 minutes de chaque côté pour une cuisson à point, ou ajustez le temps selon votre préférence.

-Laissez le steak reposer pendant 5 minutes après la cuisson, puis tranchez-le

-Pendant ce temps, mélangez la roquette avec le reste de l'huile d'olive, le jus de citron, et une pincée de sel dans un bol.

-Servez les tranches de steak sur un lit de salade de roquette, garnies de copeaux de parmesan.

Jours 4 :

Petit Déjeuner : Œufs Brouillés avec Avocat Tranché et Tomates Cerises

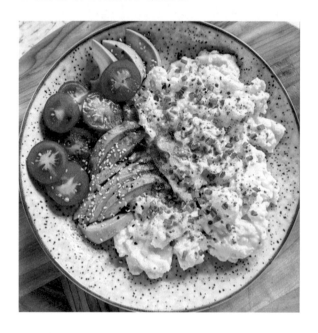

Ingrédients :

2 œufs
1/2 avocat, tranché
Une poignée de tomates cerises, coupées en deux
1 cuillère à café d'huile d'olive ou de beurre pour la cuisson
Sel et poivre au goût

Instructions :

-Dans une poêle, chauffez l'huile d'olive ou le beurre à feu moyen.

-Battez les œufs dans un bol, ajoutez un peu de sel et de poivre, puis versez-les dans la poêle.

-Remuez doucement les œufs à l'aide d'une spatule jusqu'à ce qu'ils soient tout juste pris mais encore moelleux.

-Servez les œufs brouillés avec des tranches d'avocat et des tomates cerises sur le côté pour un début de journée riche en nutriments.

Déjeuner : Soupe de Légumes Maison avec Poulet

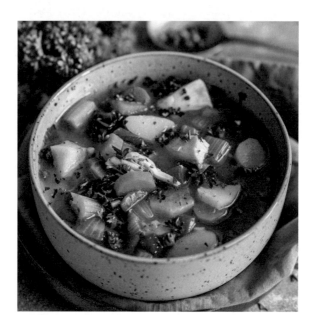

Ingrédients :

2 cuillères à soupe d'huile d'olive
1 oignon, haché
2 carottes, coupées en dés
2 branches de céleri, coupées en dés
1 gousse d'ail, émincée
1 poitrine de poulet, cuite et effilochée
1 litre de bouillon de poulet ou de légumes
1/2 cuillère à café de thym séché
Sel et poivre au goût

1 courgette, coupée en dés
1 poignée d'épinards frais

Instructions :

-Dans une grande casserole, chauffez l'huile
d'olive à feu moyen.

-Ajoutez l'oignon, les carottes, et le céleri, et
faites-les revenir jusqu'à ce qu'ils soient
tendres, environ 5 minutes.

-Ajoutez l'ail et cuisez pendant une minute
de plus.

-Versez le bouillon de poulet, ajoutez le
thym, puis portez à ébullition.

-Réduisez le feu, ajoutez la courgette et
laissez mijoter jusqu'à ce que les légumes
soient tendres, environ 10 minutes.

-Ajoutez le poulet effiloché et les épinards,
laissez mijoter jusqu'à ce que les épinards
soient flétris.

-Assaisonnez avec du sel et du poivre selon
votre goût.

-Servez chaud pour un repas réconfortant et
nourrissant.

Dîner : Courgettes Farcies au Bœuf et aux Légumes

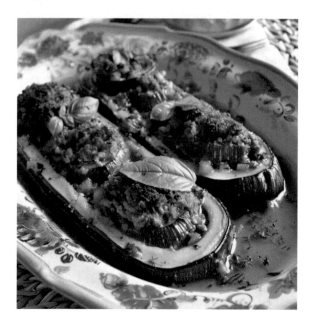

Ingrédients :

4 courgettes moyennes, coupées en deux
dans le sens de la longueur
1 cuillère à soupe d'huile d'olive
1 petit oignon, haché
2 gousses d'ail, émincées
500 g de bœuf haché maigre
1 tomate, coupée en dés
1/2 cuillère à café de cumin moulu

1/2 cuillère à café de paprika
Sel et poivre au goût
50 g de fromage râpé (optionnel)
Persil frais haché pour garnir

Instructions :

-Préchauffez votre four à 180°C (350°F).

-Évidez les courgettes pour créer un
"bateau", en réservant la chair retirée.

-Dans une poêle, chauffez l'huile d'olive à
feu moyen. Ajoutez l'oignon et l'ail, et faites-
les revenir jusqu'à ce qu'ils soient tendres.

-Ajoutez le bœuf haché, la chair de
courgette, la tomate, le cumin, et le paprika.

-Faites cuire jusqu'à ce que le bœuf soit bien
cuit.

-Assaisonnez le mélange avec du sel et du
poivre.

-Farcissez les "bateaux" de courgette avec le
mélange de bœuf, puis placez-les dans un
plat allant au four.

-(Optionnel) Saupoudrez de fromage râpé sur
le dessus.

-Faites cuire au four pendant environ 20 minutes, jusqu'à ce que les courgettes soient tendres.

-Garnissez de persil frais avant de servir pour un dîner délicieux et satisfaisant.

Jours 5 :

Petit Déjeuner : Pancakes aux Amandes
Servis avec des Fraises

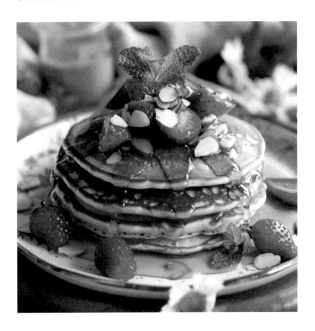

Ingrédients :

1 tasse de farine d'amandes
2 œufs
1/4 tasse de lait d'amande (ou autre lait non
laitier de votre choix)
1 cuillère à soupe d'huile de coco, fondue
1/2 cuillère à café d'extrait de vanille

1 cuillère à soupe de stevia (ou autre
édulcorant de votre choix)
1/2 cuillère à café de levure chimique
Une pincée de sel
Fraises fraîches pour servir

Instructions :

-Dans un grand bol, mélangez la farine
d'amandes, la levure chimique et le sel.

-Dans un autre bol, battez les œufs avec le
lait d'amande, l'huile de coco fondue, l'extrait
de vanille et l'édulcorant.

-Incorporez les ingrédients humides aux
ingrédients secs jusqu'à l'obtention d'une pâte
homogène.

-Chauffez une poêle antiadhésive à feu
moyen et versez-y des petites louches de pâte
pour former les pancakes.

-Faites cuire chaque pancake jusqu'à ce qu'il
soit doré de chaque côté, environ 2-3
minutes par côté.

-Servez chaud avec des fraises fraîches sur le
dessus.

Déjeuner : Quiche sans Croûte aux Légumes et au Fromage de Chèvre

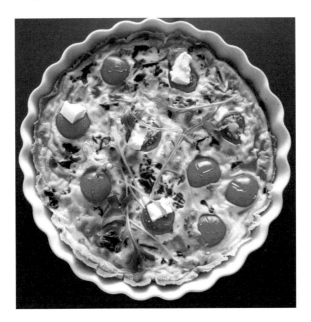

Ingrédients :

6 œufs
1/2 tasse de crème fraîche ou de lait
d'amande pour une version plus légère
1/2 tasse de fromage de chèvre, émietté
1 tasse d'épinards frais, hachés
1/2 tasse de tomates cerises, coupées en deux
1/4 tasse d'oignons rouges, hachés
Sel et poivre au goût
Herbes de Provence ou autres herbes fraîches

Instructions :

-Préchauffez le four à 180°C (350°F).

-Dans un bol, battez les œufs avec la crème fraîche (ou le lait d'amande), le sel, le poivre et les herbes de Provence.

-Ajoutez les épinards, les tomates cerises, les oignons rouges et le fromage de chèvre à la mixture d'œufs et mélangez bien.

-Versez le mélange dans un moule à tarte graissé.

-Cuisez au four pendant 25-30 minutes, jusqu'à ce que la quiche soit bien prise et dorée.

-Laissez refroidir légèrement avant de servir.

Dîner : Filet de Morue au Four avec une
Salade de Quinoa et Épinards

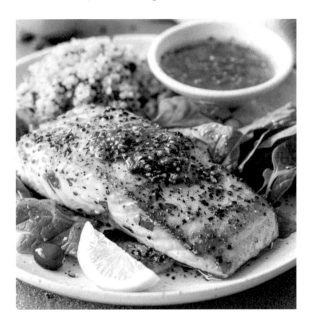

Ingrédients :

2 filets de morue
1 cuillère à soupe d'huile d'olive
Jus de 1/2 citron
Sel et poivre au goût
1 tasse de quinoa, cuit
2 tasses d'épinards frais, hachés
1/4 tasse de noix de pin, grillées
1/4 tasse de cranberries séchées

Vinaigrette : 2 cuillères à soupe d'huile d'olive, 1 cuillère à soupe de vinaigre balsamique, sel, poivre

Instructions :

-Préchauffez le four à 200°C (400°F).

-Placez les filets de morue sur une plaque recouverte de papier sulfurisé. Arrosez-les d'huile d'olive et de jus de citron, puis assaisonnez de sel et de poivre.

-Faites cuire au four pendant 12-15 minutes, ou jusqu'à ce que la morue soit opaque et se détache facilement à la fourchette.

-Pendant ce temps, dans un grand bol, mélangez le quinoa cuit avec les épinards, les noix de pin et les cranberries.

-Préparez la vinaigrette en mélangeant l'huile d'olive, le vinaigre balsamique, le sel et le poivre.

-Versez sur la salade de quinoa et mélangez bien.

-Servez la morue cuite sur un lit de salade de quinoa épinards.

Jours 6 :

Petit Déjeuner : Porridge de Graines de
Chia avec des Morceaux de Pomme et
Cannelle

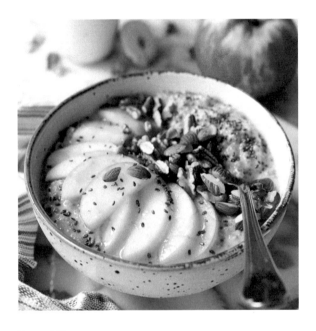

Ingrédients :

1/4 tasse de graines de chia
1 tasse de lait d'amande (ou autre lait végétal
de votre choix)
1 pomme, coupée en petits morceaux
1/2 cuillère à café de cannelle en poudre

1 cuillère à soupe de sirop d'érable ou d'édulcorant de votre choix (optionnel)

Instructions :

-Dans un bol, mélangez les graines de chia avec le lait d'amande. Laissez reposer pendant au moins 20 minutes (ou toute la nuit pour un porridge plus crémeux), jusqu'à ce que le mélange épaississe et prenne une consistance de porridge.

-Ajoutez les morceaux de pomme et la cannelle en poudre au porridge de chia épaissi.

-Mélangez bien.

-Sucrez à votre goût avec du sirop d'érable ou l'édulcorant de votre choix.

-Servez froid ou légèrement réchauffé pour un petit déjeuner nutritif et satisfaisant.

Déjeuner : Salade de Saumon avec Avocat, Concombre, et Graines de Tournesol

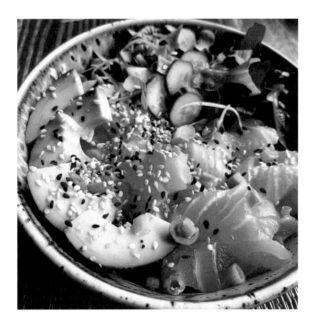

Ingrédients :

1 filet de saumon cuit et émietté
1 avocat, coupé en dés
1/2 concombre, coupé en demi-rondelles
2 cuillères à soupe de graines de tournesol
Feuilles de salade mixtes
Pour la vinaigrette : 2 cuillères à soupe
d'huile d'olive, 1 cuillère à soupe de jus de
citron, sel, et poivre au goût

Instructions :

-Dans un grand bol, placez les feuilles de salade comme base.

-Ajoutez le saumon émietté, l'avocat en dés, les rondelles de concombre, et saupoudrez de graines de tournesol.

-Dans un petit bol, fouettez ensemble l'huile d'olive, le jus de citron, le sel et le poivre pour créer la vinaigrette.

-Versez la vinaigrette sur la salade et mélangez délicatement pour bien enrober tous les ingrédients.

-Servez immédiatement pour un déjeuner riche en oméga-3 et en textures croquantes.

Dîner : Poulet au Curry avec Riz de Chou-fleur

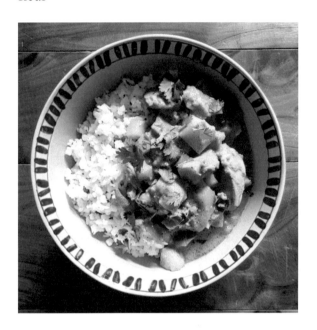

Ingrédients :

2 poitrines de poulet, coupées en morceaux
1 cuillère à soupe d'huile de coco
2 cuillères à soupe de pâte de curry (ajustez selon votre tolérance à l'épice)
1 boîte de lait de coco (400 ml)
1 tête de chou-fleur, râpée en "riz"
1 poivron rouge, coupé en lanières
Sel et poivre au goût
Coriandre fraîche pour garnir

Instructions :

-Dans une grande poêle, chauffez l'huile de coco à feu moyen. Ajoutez les morceaux de poulet et faites-les dorer de tous les côtés.

-Incorporez la pâte de curry et mélangez bien pour enrober le poulet.

-Versez le lait de coco et laissez mijoter pendant 15 minutes, jusqu'à ce que le poulet soit cuit et que la sauce ait épaissi légèrement.

-Pendant ce temps, dans une autre poêle, sautez le "riz" de chou-fleur et les lanières de poivron rouge avec un peu d'huile, de sel et de poivre jusqu'à ce qu'ils soient tendres.

-Servez le poulet au curry sur un lit de riz de chou-fleur, garni de coriandre fraîche.

Jours 7

Petit Déjeuner : Smoothie Vert avec Concombre, Kale, Pomme, et Citron

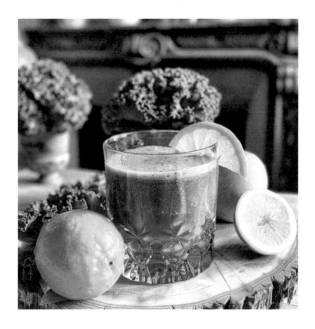

Ingrédients :

1/2 concombre, coupé en morceaux
2 feuilles de kale, tiges enlevées
1 pomme verte, cœur enlevé et coupée en morceaux
Jus de 1/2 citron
1 tasse d'eau ou de lait d'amande
Quelques glaçons

1 cuillère à soupe de graines de chia
(optionnel pour un boost de fibres)

Instructions :

-Placez le concombre, le kale, la pomme, le
jus de citron, l'eau (ou le lait d'amande), les
glaçons, et les graines de chia (si utilisées)
dans un blender.

-Mixez à haute vitesse jusqu'à l'obtention
d'une consistance lisse et homogène.

-Versez dans un grand verre et servez
immédiatement pour un démarrage
rafraîchissant et énergisant de votre journée.

Déjeuner : Tartare d'Avocat et Crevettes sur Lit de Salade Verte

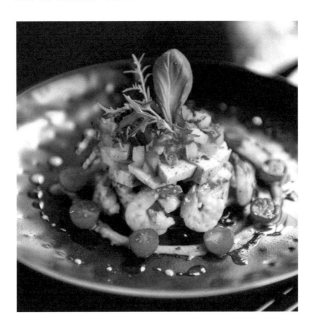

Ingrédients :

1 avocat mûr, coupé en dés
100 g de crevettes cuites, décortiquées
Jus de 1/2 citron vert
1 cuillère à soupe d'huile d'olive extra vierge
Sel et poivre au goût
Quelques feuilles de coriandre fraîche, hachées
Mélange de salades vertes pour servir

Instructions :

-Dans un bol moyen, mélangez délicatement l'avocat en dés et les crevettes.

-Arrosez de jus de citron vert et d'huile d'olive. Assaisonnez de sel et de poivre selon votre goût.

-Ajoutez la coriandre fraîche et mélangez à nouveau doucement.

-Servez le tartare sur un lit de salade verte pour un déjeuner léger mais satisfaisant, plein de saveurs et de textures.

Dîner : Lasagnes de Légumes Sans Pâtes, avec Couche de Courgettes, Sauce Tomate, et Fromage Ricotta

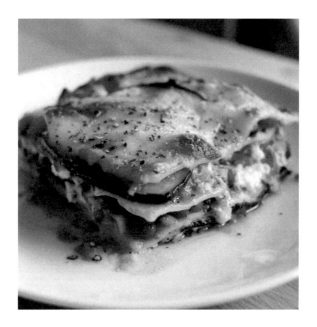

Ingrédients :

2 grandes courgettes, tranchées finement dans le sens de la longueur
1 pot de sauce tomate maison ou de bonne qualité, faible en sucre
250 g de ricotta
1 œuf
200 g d'épinards frais, blanchis
1 gousse d'ail, hachée finement

Sel et poivre au goût
1/2 cuillère à café de noix de muscade
moulue
100 g de fromage mozzarella râpé

Instructions :

-Préchauffez le four à 190°C (375°F).

-Dans un bol, mélangez la ricotta avec l'œuf,
l'ail, la noix de muscade, du sel et du poivre.
Dans un plat à gratin, étalez une couche fine
de sauce tomate au fond.

-Disposez une couche de tranches de
courgettes par-dessus, suivi d'une couche du
mélange de ricotta, puis d'une couche
d'épinards.

-Répétez l'opération jusqu'à épuisement des
ingrédients, en terminant par une couche de
sauce tomate et en saupoudrant de fromage
mozzarella râpé sur le dessus.

-Couvrez de papier aluminium et faites cuire
au four pendant 40 minutes. Enlevez le
papier aluminium et faites cuire encore 10
minutes ou jusqu'à ce que le dessus soit doré
et bouillonnant.
-Laissez reposer quelques minutes avant de
servir.

Jour 8

Petit Déjeuner : Avocado Toast sur Pain de Seigle avec Œuf au Plat
Déjeuner : Salade Niçoise avec Thon Frais
Dîner : Brochettes de Poulet Marinées aux Herbes avec Légumes Grillés

Jour 9

Petit Déjeuner : Smoothie Protéiné aux Baies et Épinards
Déjeuner : Bowl de Quinoa aux Légumes de Saison et Feta
Dîner : Truite au Four avec Purée de Patate Douce

Jour 10

Petit Déjeuner : Yaourt Grec avec Granola sans Grains et Baies
Déjeuner : Wrap de Laitue avec Bœuf Épicé et Guacamole
Dîner : Curry Végétarien de Lentilles avec Riz de Chou-fleur

Jour 11

Petit Déjeuner : Omelette aux Fines Herbes et Tomates

Déjeuner : Soupe de Courge Butternut avec Noix de Pécan Grillées

Dîner : Saumon en Papillote avec Asperges et Citron

Jour 12

Petit Déjeuner : Omelette de Blancs d'Œufs aux Épinards et Champignons

Déjeuner : Salade Méditerranéenne avec Quinoa, Olives et Poivrons

Dîner : Côtelettes d'Agneau Grillées avec Ratatouille

Jour 13

Petit Déjeuner : Pancakes de Farine de Coco avec Sirop d'Érable Sans Sucre

Déjeuner : Salade de Poulet Grillé avec Avocat et Vinaigrette au Citron

Dîner : Pâtes de courgettes à la Bolognaise de Dinde

Jour 14

Petit Déjeuner : Muffins aux Œufs et Légumes

Déjeuner : Buddha Bowl avec Falafels, Houmous et Légumes Crus

Dîner : Filet de Flétan Grillé avec Salade de Roquette et Parmesan

Jours 8 :

Petit Déjeuner : Avocado Toast sur Pain de Seigle avec Œuf au Plat

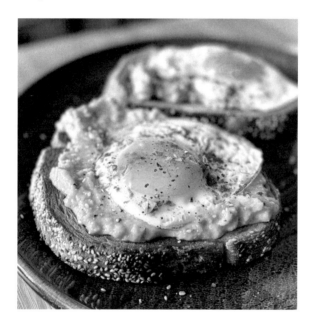

Ingrédients :

1 tranche de pain de seigle intégral
1/2 avocat mûr
1 œuf
Sel et poivre au goût
Pincée de flocons de piment rouge
(optionnel)

Instructions :

-Faites griller la tranche de pain de seigle jusqu'à ce qu'elle soit croustillante.

-Écrasez l'avocat sur le pain grillé et saupoudrez de sel, de poivre et de flocons de piment rouge, si désiré.

-Dans une poêle antiadhésive, faites cuire l'œuf au plat à votre convenance.

-Placez l'œuf au plat sur l'avocado toast et servez immédiatement.

Déjeuner : Salade Niçoise avec Thon Frais

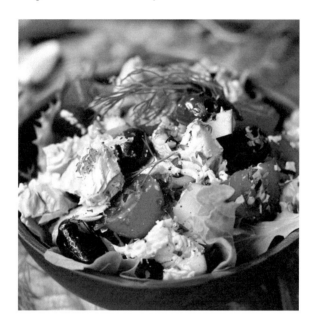

Ingrédients :

100 g de thon frais (ou en conserve, au naturel)
Feuilles de salade verte
2 tomates, coupées en quartiers
1/2 concombre, tranché
Quelques olives noires
2 œufs durs, coupés en quartiers
Haricots verts, blanchis

Pour la vinaigrette : 2 cuillères à soupe d'huile d'olive, 1 cuillère à soupe de vinaigre de vin, sel, et poivre

Instructions :

-Si vous utilisez du thon frais, faites-le griller ou le pocher jusqu'à ce qu'il soit juste cuit.

-Laissez refroidir et émiettez-le.

-Disposez les feuilles de salade verte dans un grand saladier.

-Ajoutez les tomates, le concombre, les olives noires, les œufs durs et les haricots verts.

-Répartissez le thon émietté sur la salade. Mélangez l'huile d'olive, le vinaigre de vin, le sel et le poivre pour faire la vinaigrette, puis versez-la sur la salade.

-Mélangez délicatement et servez.

Dîner : Brochettes de Poulet Marinées aux Herbes avec Légumes Grillés

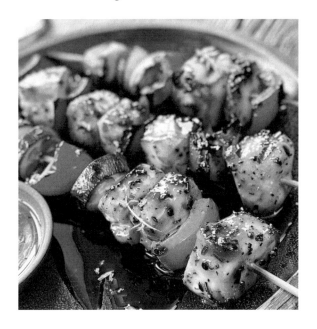

Ingrédients :

2 poitrines de poulet, coupées en cubes
1 cuillère à soupe d'huile d'olive
1 cuillère à soupe de jus de citron
1 gousse d'ail, émincée
1 cuillère à café de thym frais (ou séché)
Sel et poivre au goût
1 courgette, tranchée
1 poivron rouge, coupé en morceaux
1 oignon rouge, coupé en quartiers

Huile d'olive, sel et poivre pour assaisonner

Instructions :

-Mélangez l'huile d'olive, le jus de citron, l'ail, le thym, le sel et le poivre dans un bol.

-Ajoutez les cubes de poulet et laissez mariner au moins 30 minutes.

-Préchauffez votre grill ou poêle-grill.

-Enfilez les cubes de poulet sur des brochettes.

-Dans un autre bol, mélangez les légumes tranchés avec un filet d'huile d'olive, du sel et du poivre.

-Placez les brochettes de poulet et les légumes sur le grill et faites cuire, en retournant de temps en temps, jusqu'à ce que le poulet soit bien cuit et que les légumes soient tendres et légèrement carbonisés.

-Servez les brochettes de poulet accompagnées des légumes grillés.

Jours 9 :

Petit Déjeuner : Smoothie Protéiné aux
Baies et Épinards

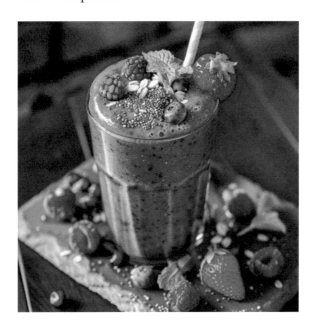

Ingrédients :

1/2 tasse de baies mixtes (fraîches ou
congelées)
1 poignée d'épinards frais
1 mesure de poudre de protéine ou lait en
poudre de votre choix (vanille ou neutre)
1 tasse de lait d'amande (ou autre lait non
laitier)

Instructions :

-Dans le bol d'un blender, combinez les baies, les épinards, la poudre de protéine, le lait d'amande et les glaçons.

-Mixez à haute vitesse jusqu'à obtenir une consistance lisse et homogène.

-Versez dans un grand verre et servez immédiatement pour un petit déjeuner nutritif et riche en protéines.

Déjeuner : Bowl de Quinoa aux Légumes de Saison et Feta

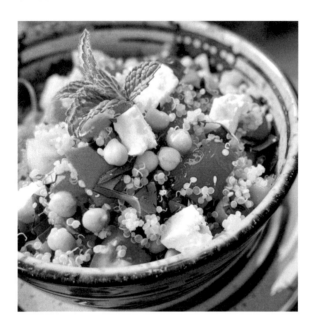

Ingrédients :

1 tasse de quinoa cuit
1/2 tasse de pois chiches rincés et égouttés
1/2 concombre, coupé en dés
1 poivron rouge, coupé en dés
1/4 tasse de feta émiettée
Feuilles de menthe fraîche hachées
(optionnel)

Pour la vinaigrette : 2 cuillères à soupe d'huile d'olive, 1 cuillère à soupe de jus de citron, sel et poivre au goût

Instructions :

-Dans un grand bol, mélangez le quinoa cuit avec les pois chiches, le concombre, le poivron et la feta.

-Dans un petit bol, fouettez ensemble l'huile d'olive, le jus de citron, le sel et le poivre pour préparer la vinaigrette.

-Versez la vinaigrette sur le mélange de quinoa et légumes, puis mélangez bien.

-Garnissez de feuilles de menthe fraîche hachées pour un goût rafraîchissant, si désiré.

-Servez ce bowl coloré et équilibré pour un déjeuner satisfaisant.

Dîner : Truite au Four avec Purée de Patate Douce

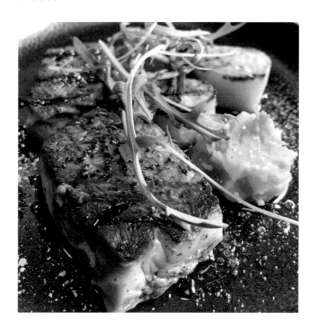

Ingrédients :

2 filets de truite
2 cuillères à soupe d'huile d'olive
Sel et poivre au goût
Jus de 1/2 citron
2 patates douces moyennes
1 cuillère à soupe de beurre (ou une alternative végétale)
Une pincée de noix de muscade

Instructions :

-Préchauffez le four à 200°C (400°F).

-Placez les filets de truite sur une plaque recouverte de papier sulfurisé. Arrosez-les d'une cuillère à soupe d'huile d'olive et de jus de citron.

-Assaisonnez de sel et de poivre.

-Faites cuire au four pendant 12-15 minutes ou jusqu'à ce que le poisson se défasse facilement à la fourchette.

-Pendant que le poisson cuit, pelez et coupez les patates douces en morceaux. Faites-les cuire à la vapeur ou bouillir jusqu'à ce qu'elles soient tendres.

-Écrasez les patates douces cuites avec le beurre, la noix de muscade, le sel et le poivre.

-Ajoutez la deuxième cuillère à soupe d'huile d'olive pour obtenir une purée lisse.

-Servez les filets de truite accompagnés de la purée de patate douce pour un dîner réconfortant et nourrissant.

Jours 10 :

Petit Déjeuner : Yaourt Grec avec Granola sans Grains et Baies

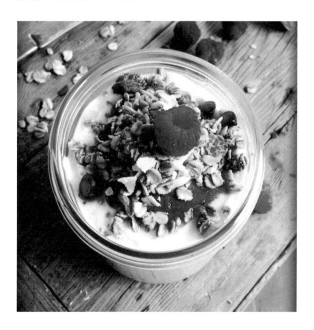

Ingrédients :

1 tasse de yaourt grec plein
1/4 tasse de granola sans grains (à base de noix et de graines)
1/2 tasse de baies fraîches (framboises, myrtilles, ou fraises)

Instructions :

-Versez le yaourt grec dans un bol.

-Saupoudrez de granola sans grains sur le yaourt.

-Ajoutez les baies fraîches sur le dessus.

-Mélangez légèrement avant de déguster pour un petit déjeuner riche en protéines avec une touche de douceur naturelle.

Déjeuner : Wrap de Laitue avec Bœuf Épicé et Guacamole

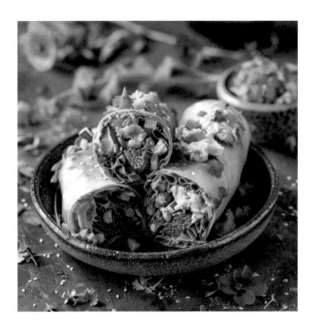

Ingrédients :

500 g de bœuf haché maigre
1 cuillère à café de cumin
1/2 cuillère à café de paprika
Sel et poivre au goût
Huile d'olive pour la cuisson
1 avocat mûr
Jus de 1/2 citron vert
1 petite tomate, coupée en dés
Coriandre fraîche, hachée

Sel et poivre au goût
Feuilles de laitue grandes et croquantes pour
les wraps

Instructions :

-Dans une poêle, chauffez un peu d'huile
d'olive et ajoutez le bœuf haché. Faites-le
cuire jusqu'à ce qu'il soit bien doré.

-Assaisonnez le bœuf avec le cumin, le
paprika, le sel et le poivre. Mélangez bien et
laissez cuire encore quelques minutes.

-Réservez.

-Pour le guacamole, écrasez l'avocat dans un
bol et mélangez-le avec le jus de citron vert,
la tomate coupée en dés, la coriandre, le sel
et le poivre.

-Assemblez les wraps en mettant une cuillère
de guacamole sur une feuille de laitue,
ajoutez ensuite le bœuf épicé.

-Roulez la feuille de laitue pour former le
wrap et servez immédiatement.

Dîner : Curry Végétarien de Lentilles avec Salade de Kale Massé

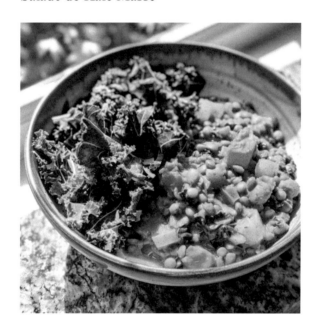

Ingrédients :

1 tasse de lentilles rouges, rincées
1 oignon, haché
2 gousses d'ail, émincées
1 cuillère à soupe de pâte de curry
1 boîte de lait de coco (400 ml)
1 carotte, coupée en dés
Épinards frais ou congelés
Sel au goût
Huile d'olive pour la cuisson

1 bouquet de kale, tiges enlevées et feuilles hachées
2 cuillères à soupe d'huile d'olive
Jus de 1/2 citron
1/4 cuillère à café de sel
1/4 tasse de parmesan râpé ou de levure nutritionnelle pour une option végane
1/4 tasse de noix ou d'amandes concassées

Instructions :

Pour le curry de lentilles :

-Dans une grande casserole, faites chauffer un peu d'huile d'olive à feu moyen. Ajoutez l'oignon et l'ail et faites-les sauter jusqu'à ce qu'ils soient tendres.

-Incorporez la pâte de curry et faites revenir pendant une minute pour libérer les arômes.

-Ajoutez les lentilles rouges, le lait de coco et les dés de carotte. Portez à ébullition, puis baissez le feu, couvrez et laissez mijoter jusqu'à ce que les lentilles soient tendres, environ 20 minutes.

-En fin de cuisson, ajoutez les épinards pour les laisser juste flétrir dans le curry chaud.

-Assaisonnez de sel selon votre goût.

Pour la salade de kale massé :

-Dans un grand bol, combinez le kale haché avec l'huile d'olive, le jus de citron et le sel.

-Massez le kale avec les mains jusqu'à ce que les feuilles commencent à ramollir et à s'assombrir, environ 2 à 3 minutes.

-Incorporez le parmesan râpé (ou la levure nutritionnelle) et les noix ou amandes concassées, et mélangez bien.

-Servez le curry de lentilles chaud accompagné de la salade de kale massé pour un dîner nutritif et satisfaisant.

Jours 11 :

Petit Déjeuner : Omelette aux Fines Herbes et Tomates

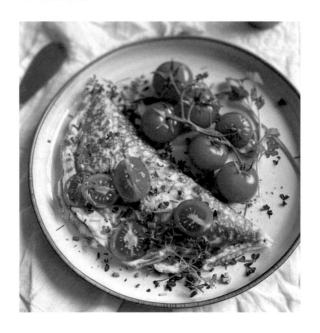

Ingrédients :

3 œufs
1 cuillère à soupe d'eau
Sel et poivre au goût
1 cuillère à soupe d'huile d'olive ou de beurre
1/4 tasse de tomates cerises, coupées en deux

1 cuillère à soupe d'un mélange de fines
herbes fraîches (ciboulette, persil, basilic),
hachées
1/4 tasse de fromage feta émietté (facultatif)

Instructions :

-Battez les œufs avec l'eau, le sel et le poivre
dans un bol.

-Chauffez l'huile d'olive ou le beurre dans
une poêle antiadhésive sur feu moyen.

-Versez le mélange d'œufs dans la poêle et
remuez légèrement.

-Lorsque les œufs commencent à prendre,
disposez les tomates cerises et les fines
herbes sur une moitié de l'omelette.

-Saupoudrez de fromage feta émietté sur les
légumes, si utilisé.

-Pliez délicatement l'omelette en deux et
laissez cuire jusqu'à ce que le fromage
commence à fondre.

-Servez chaud pour un petit déjeuner
savoureux et herbacé.

Déjeuner : Soupe de Courge Butternut avec Noix de Pécan Grillées

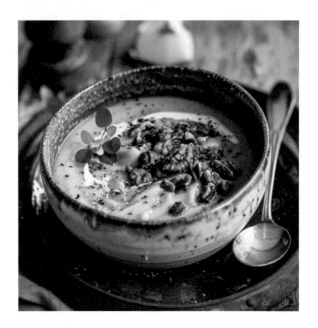

Ingrédients :

1 courge butternut, pelée, épépinée et coupée en cubes
1 oignon, haché
2 gousses d'ail, émincées
4 tasses de bouillon de légumes
Sel et poivre au goût
1/4 tasse de crème fraîche ou de lait de coco pour une version végane

1/4 tasse de noix de pécan, grillées et hachées pour garnir

Instructions :

-Dans une grande casserole, faites revenir l'oignon et l'ail dans un peu d'huile jusqu'à ce qu'ils soient translucides.

-Ajoutez les cubes de courge butternut et le bouillon de légumes. Portez à ébullition, puis baissez le feu et laissez mijoter jusqu'à ce que la courge soit tendre.

-Utilisez un mixeur plongeant pour purée la soupe directement dans la casserole ou transférez dans un blender pour mixer jusqu'à obtenir une consistance lisse.

-Incorporez la crème fraîche ou le lait de coco, puis assaisonnez avec du sel et du poivre.

-Servez la soupe chaude, garnie de noix de pécan grillées pour une touche de croquant.

Dîner : Saumon en Papillote avec Asperges et Citron

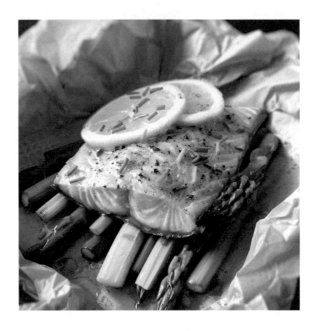

Ingrédients :

2 filets de saumon
1 botte d'asperges, extrémités dures enlevées
2 tranches de citron
Sel et poivre au goût
2 cuillères à soupe d'huile d'olive
Herbes fraîches de votre choix (aneth, persil, etc.)

Instructions :

-Préchauffez votre four à 200°C (400°F).

-Sur deux grands carrés de papier aluminium ou de papier cuisson, placez les filets de saumon au centre.

-Assaisonnez chaque filet avec du sel, du poivre, et un filet d'huile d'olive.

-Disposez les asperges autour du saumon, puis placez une tranche de citron sur chaque filet.

-Saupoudrez d'herbes fraîches selon votre goût.
-Fermez hermétiquement les papillotes et placez-les sur une plaque de cuisson.

-Faites cuire au four pendant 15-20 minutes, ou jusqu'à ce que le saumon soit cuit à votre goût.

-Servez immédiatement, en ouvrant les papillotes

Jours 12 :

Petit Déjeuner : Omelette de Blancs d'Œufs
aux Épinards et Champignons

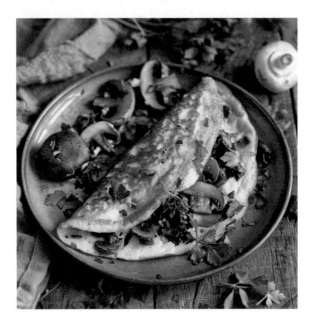

Ingrédients :

4 blancs d'œufs
1 poignée d'épinards frais, hachés
5 champignons, tranchés finement
1 cuillère à café d'huile d'olive
Sel et poivre au goût
Quelques tranches d'avocat pour servir

Instructions :

-Dans une poêle antiadhésive, chauffez l'huile d'olive à feu moyen.

-Ajoutez les champignons tranchés et faites-les sauter jusqu'à ce qu'ils soient dorés, environ 5 minutes.

-Ajoutez les épinards et faites cuire jusqu'à ce qu'ils soient flétris, environ 2 minutes.

-Battez les blancs d'œufs dans un bol et versez-les sur les épinards et les champignons dans la poêle.

-Assaisonnez de sel et de poivre, puis laissez cuire sans remuer jusqu'à ce que les œufs soient pris.

-Servez l'omelette chaude avec quelques tranches d'avocat sur le côté pour un début de journée nourrissant et faible en calories.

Déjeuner : Salade Méditerranéenne avec Quinoa, Olives et Poivrons

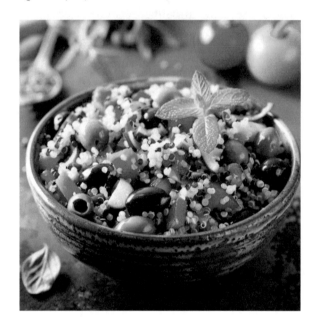

Ingrédients :

1 tasse de quinoa cuit
1/2 concombre, coupé en dés
1 poivron rouge, coupé en dés
1/4 tasse d'olives noires, dénoyautées
1/4 tasse de feta émiettée (optionnel)
Feuilles de menthe fraîche hachées
Pour la vinaigrette : 3 cuillères à soupe d'huile d'olive, 1 cuillère à soupe de jus de citron, 1 gousse d'ail émincée, sel et poivre

Instructions :

-Dans un grand bol, mélangez le quinoa cuit refroidi, les dés de concombre, les dés de poivron rouge, les olives noires et la feta émiettée, si utilisée.

-Ajoutez les feuilles de menthe fraîche hachées.

-Préparez la vinaigrette en mélangeant l'huile d'olive, le jus de citron, l'ail émincé, le sel et le poivre dans un petit bol.

-Versez la vinaigrette sur la salade et mélangez bien pour combiner tous les ingrédients.

-Servez cette salade colorée et croquante pour un déjeuner rafraîchissant et satisfaisant.

Dîner : Côtelettes d'Agneau Grillées avec Ratatouille

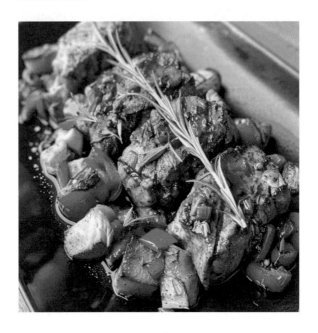

Ingrédients pour les côtelettes d'agneau :

4 côtelettes d'agneau
2 cuillères à soupe d'huile d'olive
2 gousses d'ail, émincées
1 cuillère à café de romarin frais haché
Sel et poivre au goût

Ingrédients pour la ratatouille :

1 aubergine, coupée en dés
1 courgette, coupée en dés
1 poivron rouge, coupé en dés
2 tomates, coupées en dés
1 oignon, haché
2 gousses d'ail, émincées
Herbes de Provence
Sel et poivre
Huile d'olive

Instructions :

-Pour les côtelettes d'agneau : Marinez les côtelettes avec l'huile d'olive, l'ail, le romarin, le sel et le poivre. Laissez reposer au moins 30 minutes.

-Grillées les côtelettes d'agneau à feu moyen-élevé, environ 3-4 minutes de chaque côté pour une cuisson rosée.

-Pour la ratatouille : Dans une grande poêle ou une sauteuse, chauffez un peu d'huile d'olive à feu moyen.

-Ajoutez l'oignon et l'ail et faites-les revenir jusqu'à ce qu'ils soient tendres et parfumés.

-Ajoutez l'aubergine et la courgette, et faites-les sauter quelques minutes jusqu'à ce qu'elles commencent à ramollir.

-Incorporez le poivron rouge et les tomates, puis saupoudrez d'Herbes de Provence, de sel et de poivre.

-Couvrez et laissez mijoter à feu doux pendant 15 à 20 minutes, en remuant de temps en temps, jusqu'à ce que tous les légumes soient tendres et que les saveurs se soient bien mélangées.

-Goûtez et ajustez l'assaisonnement si nécessaire.

Petit Déjeuner : Pancakes de Farine de Coco avec Sirop d'Érable Sans Sucre

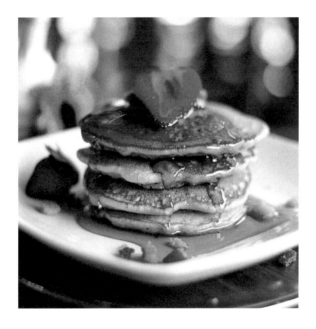

Ingrédients :

1/2 tasse de farine de coco
2 œufs
1/4 tasse de lait d'amande (ou tout autre lait non laitier)
1 cuillère à soupe d'huile de coco, fondue
1 cuillère à café d'extrait de vanille
1 pincée de sel

Sirop d'érable sans sucre pour servir
Baies fraîches pour garnir

Instructions :

-Dans un bol, mélangez la farine de coco, le
sel, les œufs, le lait d'amande, l'huile de coco
fondue et l'extrait de vanille jusqu'à obtenir
une pâte lisse.

-Chauffez une poêle antiadhésive à feu
moyen et versez des petites louches de pâte
pour former des pancakes.

-Cuisez jusqu'à ce que des bulles
apparaissent sur la surface des pancakes, puis
retournez-les pour cuire l'autre côté jusqu'à
ce qu'ils soient dorés.

-Servez chaud avec un filet de sirop d'érable
sans sucre et garnissez de baies fraîches.

Déjeuner : Salade de Poulet Grillé avec Avocat et Vinaigrette au Citron

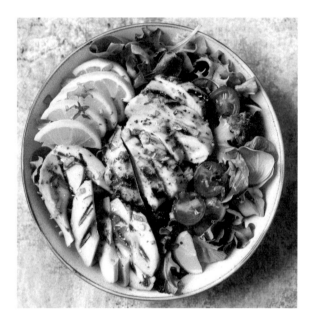

Ingrédients :

1 poitrine de poulet grillée et tranchée
Feuilles de salade mixtes
1 avocat, coupé en dés
1/4 de concombre, tranché
Pour la vinaigrette : 2 cuillères à soupe d'huile d'olive, 1 cuillère à soupe de jus de citron, sel et poivre au goût

Instructions :

-Dans un grand bol, disposez les feuilles de salade comme base.

-Ajoutez les tranches de poulet grillé, les dés d'avocat et les tranches de concombre.

-Dans un petit bol, préparez la vinaigrette en mélangeant l'huile d'olive, le jus de citron, le sel et le poivre.

-Versez la vinaigrette sur la salade et mélangez délicatement.

-Servez pour un déjeuner frais, nourrissant et plein de saveurs.

Dîner : Pâtes de courgettes à la Bolognaise de Dinde

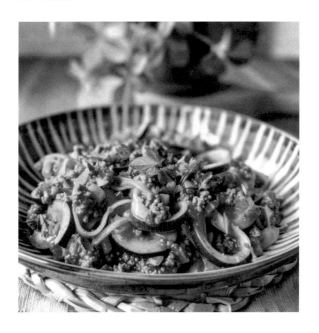

Ingrédients pour les pâtes de courgettes :

2 courgettes coupés en lanières fines
1 cuillère à soupe d'huile d'olive

Ingrédients pour la bolognaise de dinde :

500 g de dinde hachée
1 oignon moyen, haché
2 gousses d'ail, émincées
1 boîte (400 g) de tomates concassées

1 cuillère à soupe de pâte de tomate
1 cuillère à café d'herbes de Provence
Sel et poivre au goût
Huile d'olive pour la cuisson

Instructions :

-Pour la bolognaise : Dans une grande poêle, chauffez un peu d'huile d'olive à feu moyen.

-Ajoutez l'oignon et l'ail, et faites-les revenir jusqu'à ce qu'ils soient tendres.

-Ajoutez la dinde hachée et faites-la cuire jusqu'à ce qu'elle soit entièrement blanche.

-Incorporez les tomates concassées, la pâte de tomate et les herbes de Provence.

-Assaisonnez avec du sel et du poivre.

-Laissez mijoter à feu doux pendant 15 à 20 minutes, jusqu'à ce que la sauce épaississe.

-Pendant ce temps, préparez les pâtes de courgettes en les faisant sauter dans une poêle avec une cuillère à soupe d'huile d'olive pendant 2-3 minutes, juste assez pour les réchauffer.

-Servez la bolognaise de dinde chaude sur un lit de pâtes de courgettes

-Assurez-vous de ne pas trop cuire les zucchinis pour éviter qu'ils ne deviennent trop mous.

Jours 14 :

Petit Déjeuner : Muffins aux Œufs et Légumes

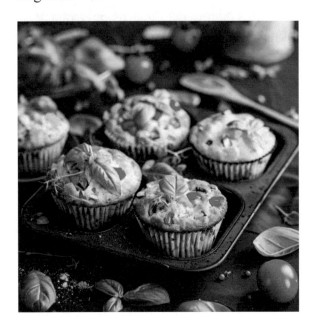

Ingrédients :

6 œufs
1/2 tasse de lait (ou lait d'amande pour une option non laitière)
1/2 tasse de poivrons rouges, coupés en dés
1/2 tasse d'épinards frais, hachés
1/4 tasse d'oignons, finement hachés
Sel et poivre au goût

Huile d'olive ou spray de cuisson pour les moules à muffins

Instructions :

-Préchauffez le four à 180°C (350°F).

-Graissez un moule à muffins avec de l'huile d'olive ou du spray de cuisson.

-Dans un bol, battez les œufs et le lait jusqu'à ce que le mélange soit homogène. Ajoutez les poivrons rouges, les épinards, les oignons, le sel et le poivre. Mélangez bien.

-Versez le mélange dans les moules à muffins préparés, remplissant chacun environ aux trois quarts.

-Cuisez au four pendant 20 à 25 minutes, ou jusqu'à ce que les muffins soient fermes et que les œufs soient bien cuits.

-Laissez refroidir quelques minutes avant de démouler. Servez chaud pour un petit déjeuner riche en protéines et en légumes.

Déjeuner : Buddha Bowl avec Falafels, Houmous et Légumes Crus

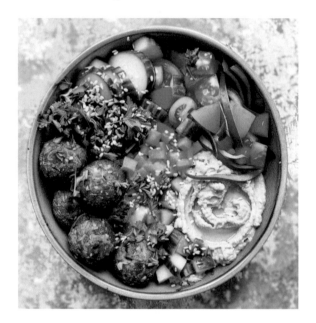

Ingrédients :

1 tasse de falafels cuits (maison ou prêts à l'emploi)
1/2 tasse de houmous
1 tasse de feuilles de salade mixtes
1/2 concombre, coupé en tranches
1/2 tasse de carottes râpées
1/4 tasse de chou rouge, émincé
Graines de sésame pour garnir
Vinaigrette au citron et à l'huile d'olive

Instructions :

-Dans un grand bol ou une assiette creuse, commencez par disposer une base de feuilles de salade mixtes.

-Ajoutez les falafels, une cuillère de houmous au centre.

-Disposez les tranches de concombre, les carottes râpées et le chou rouge autour du houmous.

-Saupoudrez de graines de sésame sur le dessus pour une touche croquante.

-Servez avec une vinaigrette au citron et à l'huile d'olive à côté pour un déjeuner nourrissant et plein de saveurs.

Dîner : Filet de Flétan Grillé avec Salade de Roquette et Parmesan

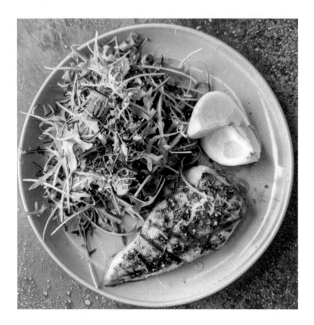

Ingrédients pour le flétan :

2 filets de flétan
Jus de 1 citron
2 cuillères à soupe d'huile d'olive
Sel et poivre au goût
Ingrédients pour la salade :
2 tasses de roquette
1/4 tasse de copeaux de parmesan
1 cuillère à soupe d'huile d'olive extra-vierge
1 cuillère à soupe de vinaigre balsamique

Sel et poivre au goût

Instructions :

Pour le flétan :

-Préchauffez le grill à feu moyen-élevé.

-Assaisonnez les filets de flétan avec le jus de citron, l'huile d'olive, le sel et le poivre.

-Placez les filets sur le grill et cuisez environ 4 minutes de chaque côté, ou jusqu'à ce que le poisson soit opaque et se défasse facilement à la fourchette.

Pour la salade :

-Dans un bol, mélangez la roquette avec l'huile d'olive, le vinaigre balsamique, le sel et le poivre.

-Ajoutez les copeaux de parmesan et mélangez doucement.

- Servez les filets de flétan grillés accompagnés de la salade de roquette et parmesan.

-Ce dîner léger mais satisfaisant combine la saveur délicate du flétan avec la fraîcheur piquante de la roquette et la richesse du parmesan, offrant une fin de journée équilibrée et pleine de saveurs.

-La vinaigrette balsamique ajoute une touche douce-acidulée qui complète parfaitement le poisson et la salade.

Jour 15

Petit Déjeuner : Toast à l'Avocat et Œuf Mollet
Déjeuner : Salade Tiède de Lentilles Vertes avec Vinaigrette Dijon
Dîner : Filets de Merlu en Papillote avec Citron et Thym, Haricots Verts Sautés

Jour 16

Petit Déjeuner : Crêpes Protéinées aux Amandes et Myrtilles
Déjeuner : Soupe de Potiron Épicée avec Crème de Coco
Dîner : Tajine de Poulet aux Abricots, Amandes et Couscous de Chou-fleur

Jour 17

Petit Déjeuner : Bol d'Açaï aux Fruits Frais et Noix de Coco Râpée
Déjeuner : Tacos de Poisson avec Salsa de Mangue et Guacamole
Dîner : Ragoût de Bœuf aux Carottes et Navets, Purée de Rutabaga

Jour 18

Petit Déjeuner : Muffins à la Banane et aux Noix sans Sucre
Déjeuner : Salade Grecque de Quinoa avec Concombre, Tomate et Olives
Dîner : Rouleaux de Printemps aux Légumes et Poulet, Sauce aux Arachides

Jour 19

Petit Déjeuner : Smoothie Vert Détox à la Pomme, Céleri et Gingembre
Déjeuner : Frites de Patate Douce au Four avec Trempette au Yaourt Grec et Citron
Dîner : Curry de Légumes d'Hiver avec Lait de Coco

Jour 20

Petit Déjeuner : Oeufs Cocotte aux Champignons et Échalotes
Déjeuner : Salade de Betteraves Rôties avec Chèvre Frais et Noisettes
Dîner : Poitrine de Poulet Farcie aux Épinards et Ricotta, Asperges Rôties

Jour 21

Petit Déjeuner : Yaourt Grec avec Miel, Noix et Baies
Déjeuner : Salade de Brocoli Croquant avec Amandes et Dressing au Citron
Dîner : Lasagnes aux Légumes Grillés avec Sauce Tomate Maison et "Fromage" de Cajou

Jours 15 :

Petit Déjeuner : Toast à l'Avocat et Œuf Mollet

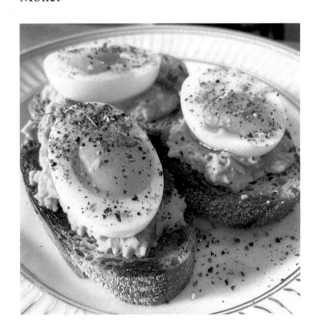

Ingrédients :

2 tranches de pain sans gluten ou de pain complet
1 avocat mûr
2 œufs
Sel et poivre au goût
Flocons de piment rouge (facultatif)

Quelques feuilles de roquette ou d'épinard
pour garnir (facultatif)

Instructions :

-Faites bouillir de l'eau dans une casserole.

-Une fois l'eau bouillante, réduisez le feu
pour maintenir un frémissement. Utilisez une
cuillère pour déposer délicatement les œufs
dans l'eau.

-Laissez cuire pendant 6 à 7 minutes pour
des œufs mollets. Ajustez le temps de
cuisson selon votre préférence pour la
cuisson du jaune.

-Pendant que les œufs cuisent, toastez les
tranches de pain jusqu'à ce qu'elles soient
dorées et croustillantes.

-Coupez l'avocat en deux, retirez le noyau, et
écrasez la chair à la fourchette dans un bol.

-Assaisonnez avec du sel et du poivre, et
ajoutez des flocons de piment rouge si vous
aimez un peu de piquant.

-Étalez l'avocat écrasé sur les toasts chauds.

-Une fois les œufs cuits, utilisez une écumoire pour les sortir de l'eau et plongez-les brièvement dans de l'eau froide pour arrêter la cuisson. Écalez délicatement les œufs.

-Placez un œuf mollet sur chaque toast à l'avocat. Avec un couteau, faites délicatement une incision dans les œufs pour laisser couler un peu le jaune.

-Garnissez avec quelques feuilles de roquette ou d'épinard si désiré.

Déjeuner : Salade Tiède de Lentilles Vertes avec Vinaigrette Dijon

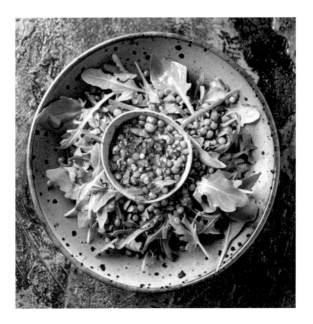

Ingrédients :

1 tasse de lentilles vertes, cuites
1/4 tasse de carottes, coupées en dés
1/4 tasse d'oignons rouges, finement hachés
2 cuillères à soupe de persil frais, haché

Pour la vinaigrette

2 cuillères à soupe d'huile d'olive, 1 cuillère à soupe de vinaigre de vin rouge, 1 cuillère à café de moutarde de Dijon, sel et poivre

Instructions :

-Dans un grand bol, combinez les lentilles cuites, les carottes, les oignons rouges et le persil.

-Préparez la vinaigrette en mélangeant l'huile d'olive, le vinaigre de vin rouge, la moutarde de Dijon, le sel et le poivre.

-Versez la vinaigrette sur la salade de lentilles et mélangez bien.

-Servez la salade tiède pour un déjeuner nourrissant et riche en fibres.

Dîner : Filets de Merlu en Papillote avec Citron et Thym, Haricots Verts Sautés

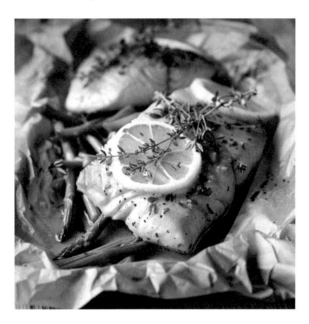

Ingrédients pour le merlu :

2 filets de merlu
4 tranches fines de citron
4 brins de thym frais
Sel et poivre au goût
Papier parchemin pour les papillotes
Ingrédients pour les haricots verts:
1 tasse d'haricots verts, équeutés
1 cuillère à soupe d'huile d'olive
Sel et poivre au goût

Instructions :

Pour le merlu :

-Préchauffez le four à 200°C (400°F).
Découpez deux grands carrés de papier
parchemin.

-Sur chaque carré, placez un filet de merlu.

-Assaisonnez de sel et de poivre. Placez deux
tranches de citron et deux brins de thym sur
chaque filet.

-Fermez les papillotes en repliant les bords
du papier parchemin. Assurez-vous qu'ils
soient bien scellés.

-Faites cuire au four pendant 15-20 minutes,
jusqu'à ce que le poisson soit cuit à votre
goût.

Pour les haricots verts :

-Pendant que le poisson cuit, chauffez l'huile
d'olive dans une poêle à feu moyen.

-Ajoutez les haricots verts, salez et poivrez.
-Faites-les sauter jusqu'à ce qu'ils soient
tendres mais encore croquants, environ 5 à 7
minutes.

-Une fois le poisson cuit, sortez les papillotes du four et ouvrez-les avec précaution pour éviter la vapeur chaude.

-Servez immédiatement les filets de merlu accompagnés des tranches de citron et du thym, avec les haricots verts sautés à côté.

Jours 16 :

Petit Déjeuner : Crêpes Protéinées aux Amandes et Myrtilles

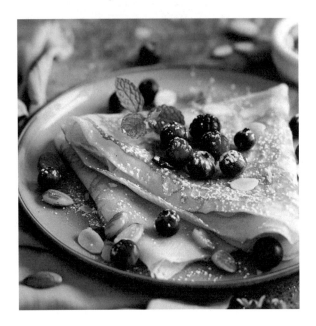

Ingrédients :

1/2 tasse de farine d'amande
2 œufs
1/4 tasse de lait d'amande
1 cuillère à soupe d'huile de coco, fondue
1/2 cuillère à café d'extrait de vanille
1 cuillère à soupe d'érythritol (ou autre édulcorant au choix)

1/2 cuillère à café de levure chimique
Une pincée de sel
1/2 tasse de myrtilles fraîches

Instructions :

-Dans un bol, mélangez la farine d'amande,
le levure chimique, l'érythritol et le sel.

-Dans un autre bol, battez les œufs, puis
ajoutez le lait d'amande, l'huile de coco
fondue et l'extrait de vanille.

-Incorporez les ingrédients humides aux
ingrédients secs jusqu'à obtenir une pâte
lisse.
-Chauffez une poêle antiadhésive à feu
moyen et versez de petites louches de pâte
pour former les crêpes.

-Ajoutez quelques myrtilles sur le dessus de
chaque crêpe avant de retourner.

-Faites cuire jusqu'à ce que des bulles
apparaissent, puis retournez et cuisez l'autre
côté.

-Servez chaud avec des myrtilles
supplémentaires.

Déjeuner : Soupe de Potiron Épicée avec Crème de Coco

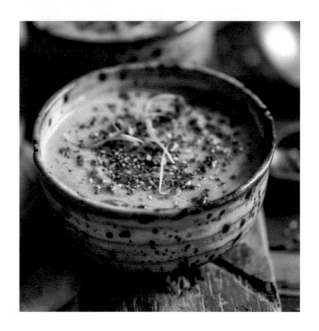

Ingrédients :

1 potiron moyen, pelé et coupé en cubes
1 oignon, haché
2 gousses d'ail, émincées
1 cuillère à café de gingembre frais, râpé
1 cuillère à café de curry en poudre
4 tasses de bouillon de légumes
1 tasse de lait de coco
Sel et poivre au goût
Huile d'olive

Instructions :

-Dans une grande casserole, faites chauffer un peu d'huile d'olive à feu moyen. Ajoutez l'oignon et l'ail, et faites-les revenir jusqu'à ce qu'ils soient tendres.

-Ajoutez le potiron, le gingembre et le curry en poudre. Faites revenir pendant quelques minutes.

-Versez le bouillon de légumes, portez à ébullition, puis réduisez le feu et laissez mijoter jusqu'à ce que le potiron soit tendre.

-Utilisez un mixeur plongeant ou transférez dans un blender pour mixer jusqu'à obtenir une consistance lisse.

Incorporez le lait de coco, puis assaisonnez avec du sel et du poivre.

-Réchauffez sans laisser bouillir.

-Servez chaud, garni de coriandre fraîche ou de graines de citrouille pour un déjeuner réconfortant.

Dîner : Tajine de Poulet aux Abricots, Amandes et Couscous de Chou-fleur

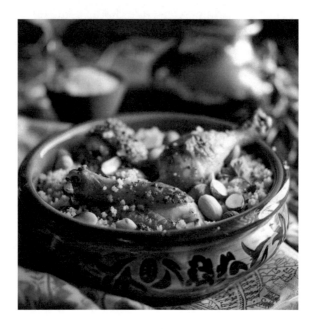

Ingrédients pour le tajine :

4 cuisses de poulet
1 oignon, émincé
2 gousses d'ail, émincées
1 tasse d'abricots secs
1/2 tasse d'amandes entières
2 cuillères à café de ras el hanout (mélange d'épices)
2 tasses de bouillon de poulet
Sel et poivre au goût

Huile d'olive

Ingrédients pour le couscous de chou-fleur :

1 tête de chou-fleur, râpée en petits morceaux
1 cuillère à soupe d'huile d'olive
Sel et poivre au goût

Instructions :

Pour le tajine :

-Dans une cocotte ou un tajine, chauffez un peu d'huile d'olive à feu moyen. Ajoutez l'oignon et l'ail et faites-les revenir jusqu'à ce qu'ils soient tendres et translucides.

-Ajoutez les cuisses de poulet et faites-les dorer de tous les côtés. Saupoudrez de ras el hanout, puis salez et poivrez selon votre goût.

-Ajoutez les abricots secs et les amandes entières au mélange.

-Versez le bouillon de poulet jusqu'à couvrir les ingrédients.

-Portez à ébullition, puis réduisez le feu, couvrez et laissez mijoter pendant environ 30 minutes, ou jusqu'à ce que le poulet soit bien cuit et tendre.

-Pour le couscous de chou-fleur : Pendant que le tajine mijote, préparez le couscous de chou-fleur.

-Dans une grande poêle, chauffez l'huile d'olive à feu moyen.

-Ajoutez le chou-fleur râpé et faites-le sauter jusqu'à ce qu'il soit tendre, environ 5 à 8 minutes.

-Salez et poivrez selon votre goût.

Jours 17 :

Petit Déjeuner : Bol d'Açaï aux Fruits Frais
et Noix de Coco Râpée

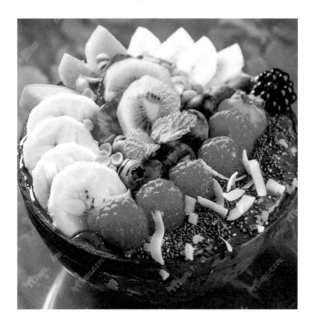

Ingrédients :

1 paquet de purée d'açaï, décongelé
1/2 banane
1/4 tasse de lait d'amande
Fruits frais pour le topping (baies, tranches
de banane, morceaux de mangue)
1 cuillère à soupe de noix de coco râpée

Quelques noix ou amandes pour ajouter du croquant

Instructions :

-Dans un blender, mixez la purée d'açaï, la banane et le lait d'amande jusqu'à l'obtention d'une consistance lisse et crémeuse.

-Versez le mélange dans un bol.

-Garnissez avec les fruits frais, la noix de coco râpée et les noix/amandes.

-Servez immédiatement pour un petit déjeuner rafraîchissant et énergisant.

Déjeuner : Tacos de Poisson avec Salsa de Mangue et Guacamole

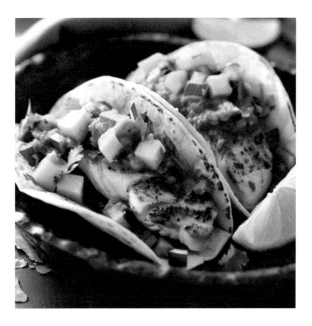

Ingrédients :

2 filets de poisson blanc (tilapia, morue, etc.)
1 cuillère à soupe d'huile d'olive
Jus de 1 citron vert
Sel et poivre au goût
Tortillas de maïs ou feuilles de laitue pour
une option plus légère

Pour la salsa de mangue :

1 mangue mûre, coupée en dés
1/4 de tasse de coriandre fraîche hachée
Jus de 1/2 citron vert
1/2 oignon rouge, finement haché
Pour le guacamole :
1 avocat mûr
Jus de 1/2 citron vert
Sel et poivre au goût

Instructions :

-Assaisonnez les filets de poisson avec du sel, du poivre et le jus de citron vert. Laissez mariner pendant 10 minutes.

-Chauffez l'huile d'olive dans une poêle à feu moyen et cuisez le poisson jusqu'à ce qu'il soit doré de chaque côté et bien cuit.

-Préparez la salsa de mangue en mélangeant tous les ingrédients dans un bol.

-Écrasez l'avocat et mélangez-le avec le jus de citron vert, du sel et du poivre pour préparer le guacamole.

-Réchauffez les tortillas de maïs dans une poêle à sec ou utilisez des feuilles de laitue comme alternative pour envelopper le taco.

-Une fois le poisson cuit, émiettez-le et répartissez-le sur les tortillas ou les feuilles de laitue.

-Ajoutez une cuillerée de salsa de mangue et de guacamole sur chaque taco.

-Servez immédiatement pour un déjeuner coloré et plein de saveurs, parfait pour un repas léger mais satisfaisant.

Dîner : Ragoût de Bœuf aux Carottes et Navets, Purée de Rutabaga

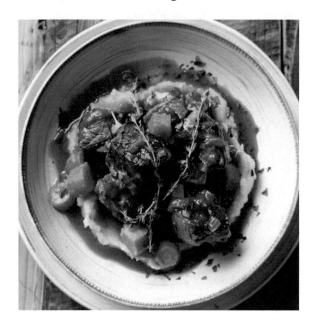

Ingrédients pour le ragoût :

500 g de bœuf pour ragoût, coupé en cubes
2 cuillères à soupe d'huile d'olive
2 carottes, coupées en rondelles
2 navets, coupés en cubes
1 oignon, émincé
2 gousses d'ail, émincées
1 feuille de laurier
Thym frais
500 ml de bouillon de bœuf

Sel et poivre au goût

Ingrédients pour la purée de rutabaga :

1 rutabaga moyen, pelé et coupé en cubes
2 cuillères à soupe de beurre (ou une
alternative végétalienne)
Sel et poivre au goût

Instructions :

-Dans une grande cocotte, chauffez l'huile
d'olive à feu moyen.

- Ajoutez les cubes de bœuf et faites-les
dorer de tous les côtés.

-Retirez le bœuf et réservez.

-Dans la même cocotte, ajoutez l'oignon et
l'ail, et faites-les revenir jusqu'à ce qu'ils
soient tendres. Remettez le bœuf dans la
cocotte.

-Ajoutez les carottes, les navets, la feuille de
laurier, le thym, le bouillon de bœuf, du sel
et du poivre.

-Portez à ébullition, puis réduisez le feu,
couvrez et laissez mijoter pendant environ 2
heures, jusqu'à ce que le bœuf soit tendre.

-Pendant ce temps, faites cuire le rutabaga dans de l'eau bouillante salée jusqu'à ce qu'il soit très tendre.

- Égouttez et écrasez avec le beurre, du sel et du poivre jusqu'à l'obtention d'une purée lisse.

Jours 18 :

Petit Déjeuner : Muffins à la Banane et aux Noix sans Sucre

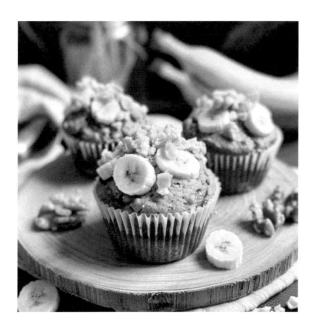

Ingrédients :

2 bananes mûres, écrasées
1/3 tasse d'huile de coco, fondue
2 œufs
1/4 tasse de lait d'amande
1 cuillère à café d'extrait de vanille
1 1/2 tasse de farine d'amande
1/2 cuillère à café de bicarbonate de soude

Une pincée de sel
1/2 tasse de noix hachées

Instructions :

-Préchauffez le four à 180°C (350°F) et graissez un moule à muffins.

-Dans un grand bol, mélangez les bananes écrasées, l'huile de coco, les œufs, le lait d'amande et la vanille.

-Dans un autre bol, combinez la farine d'amande, le bicarbonate de soude et le sel.

-Incorporez les ingrédients secs aux ingrédients humides, puis ajoutez les noix hachées.

-Répartissez la pâte dans le moule à muffins et enfournez pour 20 à 25 minutes, ou jusqu'à ce qu'un cure-dent inséré dans un muffin en ressorte propre.

-Laissez refroidir avant de servir.

Déjeuner : Salade Grecque de Quinoa avec Concombre, Tomate et Olives

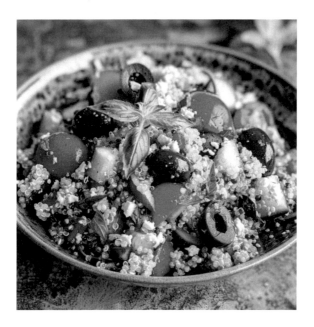

Ingrédients :

1 tasse de quinoa cuit et refroidi
1 concombre, coupé en dés
2 tomates, coupées en dés
1/2 oignon rouge, finement tranché
1/4 tasse d'olives noires
1/2 tasse de feta émiettée

Pour la vinaigrette :

2 cuillères à soupe d'huile d'olive, 1 cuillère à soupe de jus de citron, 1 cuillère à café d'origan séché, sel et poivre

Instructions :

-Dans un grand bol, mélangez le quinoa, le concombre, les tomates, l'oignon rouge, les olives et la feta.

-Dans un petit bol, fouettez ensemble l'huile d'olive, le jus de citron, l'origan, le sel et le poivre pour préparer la vinaigrette.

-Versez la vinaigrette sur la salade et mélangez bien.

-Servez frais pour un déjeuner léger et rafraîchissant.

Dîner : Rouleaux de Printemps aux Légumes et Poulet, Sauce aux Arachides

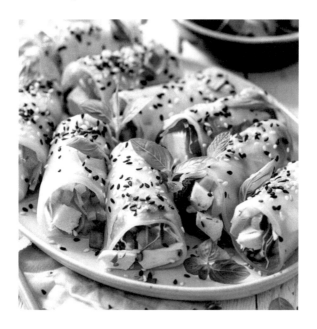

Ingrédients pour les rouleaux de printemps :

8 feuilles de riz
2 poitrines de poulet cuites et tranchées finement
1 tasse de vermicelles de riz, cuits
1 carotte, coupée en julienne
1 concombre, coupé en julienne
1/4 tasse de feuilles de menthe fraîche
1/4 tasse de coriandre fraîche

Ingrédients pour la sauce aux arachides :

1/4 tasse de beurre de cacahuète naturel
2 cuillères à soupe de sauce soja
1 cuillère à soupe de miel ou sirop d'agave
1 cuillère à soupe de vinaigre de riz
Eau chaude pour ajuster la consistance

Instructions :

-Préparez tous les ingrédients de garniture (poulet, vermicelles, carotte, concombre, herbes) et disposez-les à portée de main.

-Trempez une feuille de riz dans de l'eau chaude pendant quelques secondes jusqu'à ce qu'elle soit souple, puis étalez-la sur un plan de travail humide.

-Disposez une portion de chaque ingrédient de garniture sur la feuille de riz, près du bord le plus proche de vous.

-Ne surchargez pas pour éviter de déchirer la feuille de riz. 4.

-Pliez délicatement les côtés de la feuille vers l'intérieur, puis roulez fermement du bord le plus proche de vous vers l'opposé pour former le rouleau de printemps.

-Répétez l'opération avec les feuilles de riz restantes.

-Pour la sauce aux arachides, mélangez le beurre de cacahuète, la sauce soja, le miel ou le sirop d'agave, et le vinaigre de riz dans un petit bol.

-Ajoutez de l'eau chaude, une cuillère à soupe à la fois, jusqu'à obtenir la consistance désirée.

-Servez les rouleaux de printemps immédiatement avec la sauce aux arachides pour tremper.

Jours 19 :

Petit Déjeuner : Smoothie Vert Détox à la Pomme, Céleri et Gingembre

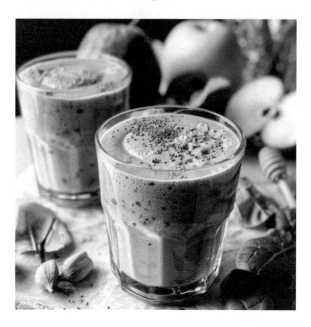

Ingrédients :

1 pomme verte, coupée en morceaux
2 tiges de céleri, coupées en morceaux
1 petit morceau de gingembre frais, pelé
1 tasse d'épinards frais
1/2 tasse d'eau de coco ou d'eau
Jus de 1/2 citron

Instructions :

-Placez tous les ingrédients dans le blender.

-Mixez à haute vitesse jusqu'à obtenir un smoothie lisse et homogène.

-Servez immédiatement pour un réveil revitalisant et détoxifiant.

Déjeuner : Frites de Patate Douce au Four avec Sauce au Yaourt Grec et Citron

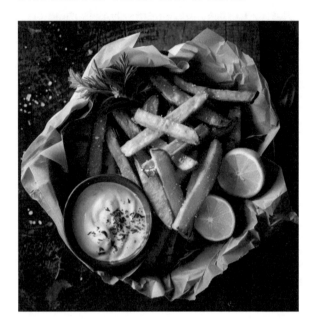

Ingrédients pour les frites de patate douce

2 grosses patates douces, pelées
2 cuillères à soupe d'huile d'olive
1/2 cuillère à café de paprika fumé
1/4 cuillère à café de cumin moulu
Sel et poivre au goût

Ingrédients pour la sauce au yaourt grec et citron :

1 tasse de yaourt grec nature
Le zeste d'un citron
2 cuillères à soupe de jus de citron
1 gousse d'ail, émincée finement
Sel et poivre au goût

Instructions :

Pour les frites de patate douce :

-Préchauffez le four à 220°C (425°F).

-Tapissez une plaque de cuisson de papier sulfurisé.

-Coupez les patates douces en bâtonnets d'environ 1/2 pouce d'épaisseur pour former des frites.

-Dans un grand bol, mélangez les bâtonnets de patate douce avec l'huile d'olive, le paprika fumé, le cumin, le sel et le poivre jusqu'à ce que bien enrobés.

-Étalez les frites en une seule couche sur la plaque de cuisson, en veillant à ne pas les superposer.

-Cuisez au four pendant 25 à 30 minutes, en retournant les frites à mi-cuisson, jusqu'à ce qu'elles soient dorées et croustillantes.

Pour la sauce au yaourt grec et citron :

-Dans un petit bol, mélangez le yaourt grec, le zeste et le jus de citron, l'ail, le sel et le poivre.

-Réfrigérez la sauce pendant que les frites cuisent pour permettre aux saveurs de se mélanger.

Dîner : Curry de Légumes d'Hiver avec Lait de Coco

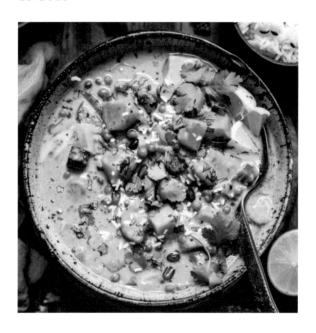

Ingrédients pour le curry :

1 cuillère à soupe d'huile de coco
1 oignon, haché
2 gousses d'ail, émincées
1 cuillère à soupe de pâte de curry
1 tasse de potiron, coupé en cubes
1 tasse de chou-fleur, en fleurettes
1 carotte, coupée en rondelles
1 boîte de lait de coco (400 ml)
Sel et poivre au goût

Instructions :

-Pour le curry, chauffez l'huile de coco dans une grande casserole.

-Ajoutez l'oignon et l'ail, et faites-les revenir jusqu'à ce qu'ils soient tendres.

-Incorporez la pâte de curry, puis ajoutez le potiron, le chou-fleur, et la carotte. Mélangez bien.

-Versez le lait de coco, assaisonnez avec du sel et du poivre, et laissez mijoter jusqu'à ce que les légumes soient tendres, environ 20 minutes.

Jours 20 :

Petit Déjeuner : Œufs Cocotte aux Champignons et Échalotes

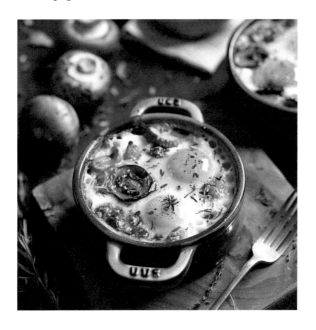

Ingrédients :

4 gros œufs
1 tasse de champignons, tranchés
2 échalotes, finement hachées
1 cuillère à soupe de crème fraîche (ou alternative végétalienne)
1 cuillère à soupe d'huile d'olive
Sel et poivre au goût

Persil frais pour garnir

Instructions :

-Préchauffez le four à 180°C (350°F).

-Chauffez l'huile d'olive dans une poêle à feu moyen. Ajoutez les échalotes et les champignons.

-Faites sauter jusqu'à ce qu'ils soient tendres et légèrement dorés.

-Répartissez le mélange de champignons et échalotes dans 4 ramequins.

-Cassez un œuf dans chaque ramequin. Ajoutez une cuillerée de crème fraîche sur chaque œuf. Assaisonnez de sel et de poivre.

-Placez les ramequins dans un plat de cuisson et ajoutez de l'eau chaude dans le plat jusqu'à mi-hauteur des ramequins.

-Enfournez et faites cuire pendant 15-20 minutes, ou jusqu'à ce que les blancs soient pris mais que les jaunes restent coulants.

-Garnissez de persil frais haché avant de servir.

Déjeuner : Salade de Betteraves Rôties avec Chèvre Frais et Noisettes

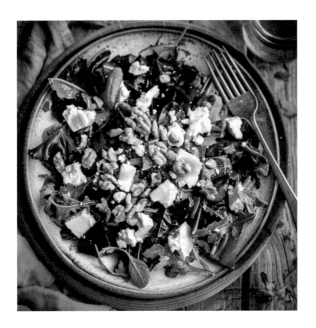

Ingrédients :

4 betteraves moyennes, pelées et coupées en quartiers
2 cuillères à soupe d'huile d'olive
Sel et poivre au goût
100 g de fromage de chèvre frais
1/4 tasse de noisettes, torréfiées et grossièrement hachées

Pour la vinaigrette : 2 cuillères à soupe de vinaigre balsamique, 4 cuillères à soupe d'huile d'olive, 1 cuillère à café de moutarde de Dijon

Instructions :

-Préchauffez le four à 200°C (400°F).

-Mélangez les betteraves avec l'huile d'olive, le sel et le poivre. Étalez sur une plaque de cuisson et rôtissez jusqu'à ce qu'elles soient tendres, environ 30-40 minutes.

-Laissez refroidir légèrement les betteraves.

-Préparez la vinaigrette en mélangeant le vinaigre balsamique, l'huile d'olive et la moutarde de Dijon.

-Disposez les betteraves sur un plat de service.

-Émiettez le fromage de chèvre par-dessus et parsemez de noisettes.

-Arrosez de vinaigrette juste avant de servir.

Dîner : Poitrine de Poulet Farcie aux Épinards et Ricotta, Asperges Rôties

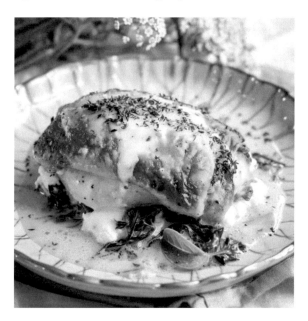

Ingrédients pour le poulet :

4 poitrines de poulet désossées et sans peau
1 tasse d'épinards frais, hachés
1/2 tasse de ricotta
Sel et poivre au goût
1 cuillère à soupe d'huile d'olive

Ingrédients pour les asperges :

1 botte d'asperges, extrémités dures enlevées

217

2 cuillères à soupe d'huile d'olive
Sel et poivre au goût

Instructions :

-Préchauffez le four à 190°C (375°F).

-Dans un bol, mélangez les épinards hachés avec la ricotta. Assaisonnez de sel et de poivre.

-Faites une incision dans le côté le plus épais de chaque poitrine de poulet pour créer une poche.

-Farcissez chaque poitrine avec le mélange d'épinards et ricotta.

-Chauffez l'huile d'olive dans une grande poêle à feu moyen-vif.

-Saisissez les poitrines de poulet farcies sur chaque côté jusqu'à ce qu'elles soient dorées, environ 3-4 minutes de chaque côté.

-Transférez les poitrines de poulet dans un plat allant au four et enfournez pendant 20 à 25 minutes, ou jusqu'à ce que le poulet soit bien cuit et que la farce soit chaude.

-Pendant que le poulet cuit, préparez les asperges. Placez les asperges sur une plaque de cuisson, arrosez-les avec l'huile d'olive et saupoudrez de sel et de poivre.

Mélangez pour bien enrober.

Mettez les asperges au four avec le poulet pendant les 10 à 15 dernières minutes de cuisson, ou jusqu'à ce qu'elles soient tendres et légèrement caramélisées.

Jours 21 :

Petit Déjeuner : Yaourt Grec avec Miel,
Noix et Baies

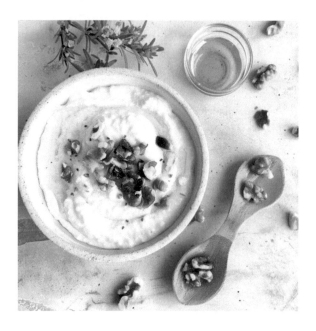

Ingrédients :

1 tasse de yaourt grec nature
1 cuillère à soupe de miel
1/4 tasse de baies fraîches (myrtilles, fraises,
framboises)
1/4 tasse de noix mixtes, hachées (amandes,
noix, noisettes)

Instructions :

-Dans un bol, versez le yaourt grec.

-Arrosez le yaourt de miel.

-Ajoutez les baies fraîches sur le dessus.

-Saupoudrez avec les noix hachées.

Déjeuner : Salade de Brocoli Croquant avec Amandes et sauce au Citron

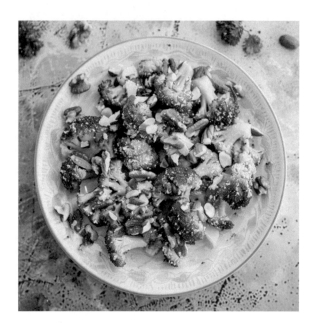

Ingrédients :

2 tasses de brocoli, coupé en petits bouquets
1/4 tasse d'amandes effilées, grillées

Pour la sauce :

3 cuillères à soupe d'huile d'olive
2 cuillères à soupe de jus de citron frais
1 cuillère à café de moutarde de Dijon
Sel et poivre au goût

Instructions :

-Blanchissez le brocoli dans de l'eau bouillante salée pendant 2-3 minutes pour le rendre croquant.

-Égouttez et passez sous l'eau froide.

-Dans un grand bol, combinez le brocoli refroidi et les amandes grillées.

-Préparez le dressing en mélangeant l'huile d'olive, le jus de citron, la moutarde de Dijon, le sel et le poivre dans un petit bol.

-Versez la sauce sur la salade et mélangez bien.

-Servez frais pour un déjeuner léger et croquant.

Dîner : Lasagnes aux Légumes Grillés avec Sauce Tomate Maison et "Fromage" de Cajou

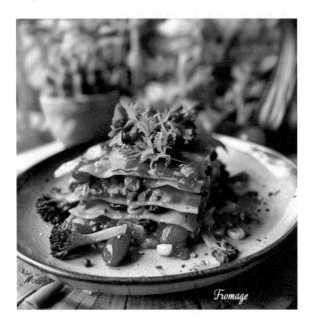

Ingrédients pour les lasagnes :

Tranches d'aubergine, de courgette et de poivron, grillées
Feuilles de lasagne sans gluten ou tranches de courgette pour une version sans céréales
Sauce tomate maison (tomates concassées, oignon, ail, basilic, sel, poivre)
"Fromage" de cajou (1 tasse de noix de cajou trempées, 2 cuillères à soupe de jus de citron,

2 cuillères à soupe de levure nutritionnelle,
1/2 cuillère à café de sel, eau)

Instructions :

-Préchauffez le four à 180°C (350°F).

-Pour la sauce tomate, faites revenir l'oignon
et l'ail dans un peu d'huile d'olive. Ajoutez
les tomates concassées, le basilic et
assaisonnez. Laissez mijoter jusqu'à
épaississement.

-Pour le "fromage" de cajou, mixez les noix
de cajou trempées, le jus de citron, la levure
nutritionnelle, le sel et suffisamment d'eau
pour obtenir une consistance crémeuse.

-Dans un plat à gratin, alternez des couches
de légumes grillés, de sauce tomate, de
feuilles de lasagne et de "fromage" de cajou.

-Cuisez au four pendant 25-30 minutes
jusqu'à ce que le dessus soit doré et
bouillonnant.

-Laissez reposer quelques minutes avant de
servir.

Liste de course semaine 1 :

Fruits et Légumes :

Épinards frais : 200 g (pour omelettes, smoothies)
Champignons : 150 g (pour omelette)
Avocats : 4 (pour salades, toasts)
Brocolis : 2 têtes (pour dîner)
Myrtilles : 200 g (pour smoothie)
Citrons : 4 (pour vinaigrette, garniture)
Laitue : 2 têtes (pour wraps)
Céleri : 2 branches (pour wraps)
Carottes : 4 (pour snacks, accompagnement)
Asperges : 250 g (pour dîner)
Tomates cerises : 150 g (pour petit déjeuner, salades)
Concombre : 1 (pour salade)
Olives noires : 100 g (pour salade grecque)
Pommes : 2 (pour snacks, smoothies)
Kale : 100 g (pour smoothie)
Courgettes : 2 (pour lasagnes de légumes)
Patates douces : 2 (pour dîner)

Protéines :

Œufs : 12 (pour petits déjeuners, quiches)
Poulet (poitrines) : 600 g (pour salades, dîners)
Saumon : 400 g (pour dîner)
Thon frais : 200 g (pour salade niçoise)

Steak de flanc : 400 g (pour dîner)

Morue ou autre poisson blanc : 400 g (pour dîner)

Crevettes : 200 g (pour tartare)

Produits Laitiers et Substituts :

Yaourt grec nature : 500 g

Fromage feta : 150 g (pour salade grecque)

Ricotta ou fromage de cajou (pour lasagnes de légumes) : 200 g

Fromage de chèvre : 100 g (pour quiche)

Céréales, Noix, et Graines :

Pain complet ou de seigle : 4 tranches (pour avocado toast)

Quinoa : 200 g (pour salade)

Noix mixtes (amandes, noix, etc.) : 150 g (pour yaourt, garnitures)

Graines de chia : 50 g (pour smoothie)

Autres :

Huile d'olive extra vierge : 250 ml

Vinaigre balsamique ou de cidre : 100 ml

Moutarde de Dijon : 1 petit pot

Herbes fraîches (basilic, thym, persil) : selon besoin

Épices variées (paprika, cumin, curry, sel, poivre)

Graines de tournesol : 50 g (pour salades)

Liste de course semaine 2 :

Fruits et Légumes :

Avocats : 3
Pommes de terre (petites pour la salade niçoise) : 300 g
Haricots verts : 200 g
Tomates cerises : 150 g
Laitue (pour wraps et salade) : 2 têtes
Épinards frais : 150 g (smoothie et garniture)
Concombres : 2
Carottes : 2 (pour grignoter et garniture)
Courgettes : 2 (pour les légumes grillés et pâtes de courgettes)
Aubergines : 1 (pour la ratatouille)
Poivrons rouges : 2 (pour les brochettes et ratatouille)
Brocoli : 1 tête (pour rôtir)
Citrons : 4 (pour vinaigrette et saumon)
Oignons : 2
Ail : 1 tête
Pommes de terre douces : 2 (pour purée)
Butternut squash : 1 (pour soupe)
Kale : 1 bouquet (pour smoothie)
Tomates : 3 (pour omelette et sauce tomate)
Asperges : 1 botte (pour dîner)
Herbes fraîches (basilic, thym, etc.) : selon les recettes

Protéines :

Œufs : 12
Thon frais : 400 g (pour salade niçoise)
Blancs de poulet : 4 (pour brochettes et salade)
Truite ou autre poisson : 2 filets
Falafels : 1 paquet (pour Buddha Bowl)
Filet de flétan : 2 (pour dîner)
Dinde hachée : 400 g (pour bolognaise de dinde)

Produits laitiers et substituts :

Yaourt grec nature : 500 g
Feta : 200 g (pour bowl de quinoa et salade grecque)
Ricotta ou fromage de cajou : 100 g (pour lasagnes)

Céréales, Noix et Graines :

Pain de seigle : 1 paquet
Graines de chia : 100 g
Granola sans grains : 100 g
Quinoa : 300 g
Amandes et autres noix : 150 g
Farine de coco : pour pancakes

Autres :

Huile d'olive, vinaigre, moutarde de Dijon : pour vinaigrettes
Sirop d'érable sans sucre : petit flacon
Épices variées (sel, poivre, paprika, cumin, etc.)
Sauce tomate ou tomates en conserve : 2 boîtes
Noix de pécan : 50 g (pour soupe)
Houmous : 1 pot (pour Buddha Bowl)
Lait d'amande ou autre lait végétal : 1 L (pour smoothies et autres)

Liste de course semaine 3 :

Fruits et Légumes :

Avocats : 7 (pour toasts, guacamole, et accompagnement)
Lentilles vertes : 200 g (pour salade)
Citrons : 6 (pour papillote, smoothie, et trempette)
Haricots verts : 400 g (pour dîner)
Myrtilles : 200 g (pour crêpes)
Potiron : 1 moyen (pour soupe)
Abricots secs : 100 g (pour tajine)
Bananes : 4 (pour muffins et bol d'açaï)
Concombres : 2 (pour salade grecque)
Tomates : 4 (pour salade grecque)
Olives noires : 100 g (pour salade grecque)

Pomme : 1 (pour smoothie)
Céleri : 2 branches (pour smoothie)
Gingembre frais : 50 g (pour smoothie)
Betteraves : 4 moyennes (pour salade)
Navets : 200 g (pour ragoût)
Rutabaga : 400 g (pour purée)
Noix mixtes : 100 g (pour yaourt et muffins)
Noix de coco râpée : 50 g (pour bol d'açaï)
Mangue : 1 (pour tacos)
Échalotes : 100 g (pour œufs cocotte)
Épinards frais : 200 g (pour poulet farci)

Protéines :

Œufs : 12 (pour toast, œufs cocotte)
Filets de merlu : 4 (pour dîner)
Blancs de poulet : 800 g (pour tajine,
rouleaux de printemps, poulet farci)
Tofu : 200 g (pour wrap)
Bœuf pour ragoût : 400 g (pour dîner)

Produits laitiers et substituts :

Yaourt grec : 500 g (pour petit déjeuner et
trempette)
Fromage de chèvre frais : 100 g (pour salade
de betteraves)
Ricotta : 100 g (pour poulet farci)

Céréales, Noix, et Graines :

Pain de seigle : 4 tranches (pour toast à l'avocat)
Amandes : 100 g (pour crêpes et tajine)
Quinoa : 200 g (pour salade grecque)
Couscous de chou-fleur : 200 g (ou 1 chou-fleur moyen à râper pour couscous)
Noisettes : 50 g (pour salade de betteraves)

Autres :

Huile d'olive, vinaigre, moutarde de Dijon : pour vinaigrettes
Crème de coco : 100 ml (pour soupe)
Miel : 50 ml (pour yaourt)
Sauce aux arachides : selon besoin (pour rouleaux de printemps)
Thym frais : selon besoin
Sel, poivre, épices diverses (paprika, cumin, etc.)

Chers lecteurs,

Alors que nous arrivons à la fin de ce parcours ensemble, je tiens à vous exprimer ma profonde gratitude pour avoir choisi ce livre et pour m'avoir accompagné dans l'exploration du régime Galveston. Votre intérêt et votre engagement envers un mode de vie plus sain sont la véritable inspiration derrière ces pages.
Votre parcours vers le bien-être est personnel et unique, et j'espère que ce livre vous a fourni des outils et des connaissances précieuses pour avancer avec confiance. Souvenez-vous que chaque petit pas compte et que votre santé est un investissement précieux.
Je serais ravi de connaître votre expérience avec le régime Galveston et comment ce livre a influencé votre voyage vers un meilleur bien-être. Vos retours, vos réussites, ainsi que les défis que vous avez rencontrés, sont essentiels pour enrichir et améliorer ce travail continu. Je vous encourage chaleureusement à partager vos avis, vos témoignages et vos suggestions.

Vous pouvez laisser vos commentaires sur la plateforme où vous avez acquis ce livre.

Votre voix compte énormément, et
ensemble, nous pouvons créer une
communauté plus forte et plus informée.

Merci encore pour votre confiance et votre
temps. Puissiez-vous continuer à prospérer, à
vous épanouir et à vivre la vie la plus saine
et la plus joyeuse possible.

Avec toute ma gratitude et mes meilleurs
vœux pour votre santé,

Marie-Claire Cohen

Printed in France by Amazon
Brétigny-sur-Orge, FR